BENİM ANLIK POT 2022

MİSAFİRLERİNİZİ ŞAŞIRTACAK AĞIZ SULANDIRICI TARİFLER

Jimmy Parker

İçindekiler

Kızarmış Biberli Domuz Pirzolası

Hazırlama Süresi: 30 dakika

Porsiyon: 4

Porsiyon Başına Besin Değerleri: Kalori 437; Karbonhidrat 11g; Yağ 24g; Protein 44g

İçindekiler

4 Domuz Pirzolası

1 Soğan, doğranmış

2 yemek kaşığı Biber Tozu

14 ons Yeşil Biberli Konserve Domates

1 Karanfil Sarımsak, kıyılmış

½ bardak Bira

½ su bardağı Sebze Suyu

1 çay kaşığı Zeytinyağı

- Tatmak için biber ve tuz

Talimatlar

1. Yağı SAUTÉ modunda Yüksek'te ısıtın. Soğan, sarımsak ve pul biberi ekleyip 2 dakika pişirin. Domuz pirzolalarını ekleyin ve her tarafı kızarana kadar pişirin. Domates, et suyu ve birayı karıştırın. Tuz ve karabiberle tatlandırın.

2. Kapağı kapatın ve BASINÇLI PİŞİRME/MANUEL'de Yüksekte 20 dakika pişirin. Basıncı hızlı bir şekilde serbest bırakın.

Mango Soslu Lezzetli Kısa Kaburga

Hazırlama Süresi: 35 dakika

Porsiyon: 6

Porsiyon Başına Besin Değerleri: Kalori 625; Karbonhidrat 41g; Yağ 31g; Protein 62g

İçindekiler

- 1 lb Kısa Kaburga, 3 inçlik parçalar halinde kesilmiş
- 18 ons konserve Mango, süzülmemiş
- ½ çay kaşığı Karabiber, tatmak
- ½ çay kaşığı öğütülmüş Maydanoz
- 1 çay kaşığı Tuz
- 1 su bardağı Soğan, dilimlenmiş
- 1 inç parça Zencefil, ince doğranmış
- ½ çay kaşığı Sarımsak, kıyılmış
- ½ su bardağı Domates Salçası
- 3 çay kaşığı Zeytinyağı
- ½ su bardağı soya sosu
- 2 yemek kaşığı Sirke
- ¼ fincan hazırlanmış Ararot bulamacı

Talimatlar

1. SAUTÉ'de yağı ısıtın ve soğanları yumuşayana kadar yaklaşık 4 dakika pişirin. Ararot hariç kalan malzemeleri karıştırın. Kapağı kapatın, BASINÇLI PİŞİRME/MANUEL'e basın ve Yüksek sıcaklıkta 20 dakika pişirin. Hazır olduğunda, hızlı bir serbest bırakma yapın. Ararot bulamacında karıştırın ve sos kalınlaşana kadar Yüksekte SAUTÉ'de pişirin.

Ceviz Soslu Klas Domuz Kaburga

Hazırlama Süresi: 30 dakika

Porsiyon: 4

Porsiyon Başına Besin Değerleri: Kalori 273; Karbonhidrat 4g; Yağ 16g; 27g proteini

İçindekiler

- 1 pound Domuz Kaburga
- ¼ su bardağı kavrulmuş ceviz, doğranmış
- 4 Diş Sarımsak, kıyılmış
- 1 ½ su bardağı et suyu
- 2 yemek kaşığı Elma Sirkesi
- 3 yemek kaşığı Tereyağı
- ½ çay kaşığı Kırmızı Pul Biber
- 1 çay kaşığı Adaçayı
- Tuz ve Karabiber, tatmak

Talimatlar

1. Yüksekte SAUTÉ'de tereyağını eritin. Kaburgaları tuz, karabiber, adaçayı ve pul biberle tatlandırın. Onları düdüklü tencereye koyun ve yaklaşık 5 dakika kızartın. Kalan malzemeyi karıştırın. Kapağı kapatın.
2. Yüksek basınçta BASINÇLI PİŞİRME/MANUEL'de 20 dakika pişirin. Basıncı hızlı bir şekilde serbest bırakın. Üzerine sos gezdirerek servis yapın.

Kırmızı Şarap Soslu Etli Kısa Kaburga

Hazırlama Süresi: 70 dakika

Porsiyon: 4

Porsiyon Başına Besin Değerleri: Kalori 479; Karbonhidrat 4g; Yağ 31g; protein 46

İçindekiler

- 3 inçlik parçalar halinde kesilmiş 2 pound kemiksiz Dana Kısa Kaburga
- 1 tatlı kaşığı Koşer Tuz
- ½ çay kaşığı öğütülmüş Karabiber
- ½ Soğan, doğranmış
- ½ fincan Kırmızı Şarap
- 3 yemek kaşığı Yağ
- ½ yemek kaşığı domates salçası
- 2 havuç, dilimlenmiş

Talimatlar

1. Kaburgaların her tarafını tuz ve karabiberle ovun. Yağı SAUTÉ'de Yüksek ve kahverengi kısa kaburgaları her tarafta 3-5 dakika gruplar halinde çalışarak ısıtın. Kaburgaları bir tabağa çıkarın.
2. Soğanları ekleyin ve yumuşayana kadar 3-5 dakika pişirin. Tencerenin altındaki esmerleşmiş parçaları kazıyarak şarabı ve domates salçasını dökün. Şarap hafifçe azalana kadar 2 dakika pişirin.

3. Kaburgaları tencereye geri koyun ve havuç, sarımsak, maydanoz, biberiye ve kekik ile kaplayın. Et suyunu kaburga ve sebzelerin üzerine dökün. SAUTÉ modunu Yüksekte durdurmak için İptal'e basın. Kapağı kapatın ve 35 dakika boyunca Yüksek Basınçta ET/GÜVEN'i seçin. Hazır olduğunda, 10 dakika boyunca basıncın doğal olarak serbest kalmasına izin verin. Kaburgaları bir tabağa aktarın.
4. Sebzeleri ve otları çıkarın ve atın. Mantarları karıştırın. Yüksekte SAUTÉ'ye basın ve mantarlar yumuşayana kadar 2-4 dakika pişirin. Bir kaseye su ve mısır nişastasını ekleyin ve pürüzsüz olana kadar karıştırın.
5. Bu bulamacı et suyuna dökün, hafifçe kalınlaşana kadar 2 dakika sürekli karıştırın. Sosu tuz ve karabiberle tatlandırın. Kaburgaların üzerine dökün ve kıyılmış maydanozla süsleyerek servis yapın.

Domates Soslu Keskin Domuz Omuz

Hazırlama Süresi: 35 dakika

Porsiyon: 6

Porsiyon Başına Besin Değerleri: Kalori 503; Karbonhidrat 11g; Yağ 41g; 32g proteini

İçindekiler

- 1 ½ pound Domuz Omuz, küp doğranmış
- 1 su bardağı domates sosu
- ½ su bardağı ayran
- 1 su bardağı Yeşil Soğan, doğranmış
- 2 tatlı kaşığı Tereyağı, eritilmiş
- ¼ çay kaşığı Acı Biber
- 3 Diş Sarımsak, kıyılmış
- ½ yemek kaşığı Salantro
- Tuz ve Karabiber, tatmak

Talimatlar

1. Yüksekte SAUTÉ'yi seçin ve tereyağını eritin. Soğanları ve kıyılmış sarımsakları yumuşayana kadar 2-3 dakika pişirin. Tereyağı hariç kalan malzemeleri ekleyin. Kapağı kapatın ve Yüksekte ET/Güveçte 25 dakika pişirin.
2. Pişirme tamamlandığında, hızlı bir basınç tahliyesi yapın. Ekşi kremayı iyice karışana kadar karıştırın.

Lahana turşusu ile nefis domuz filetosu

Hazırlama Süresi: 35 dakika

Porsiyon: 4

Porsiyon Başına Besin Değerleri: Kalori 383; Karbonhidrat 11g; Yağ 18g; 22g proteini

İçindekiler

- 4 Domuz Bonfile, kemiksiz
- 4 su bardağı lahana turşusu, doğranmış
- 1 su bardağı kuru Beyaz Şarap
- karanfil Sarımsak, soyulmuş ve ezilmiş
- 1 su bardağı havuç, iri doğranmış
- ½ su bardağı kereviz, iri kıyılmış
- 2 Soğan, dilimlenmiş
- 2 su bardağı sebze suyu
- 2 tatlı kaşığı hardal
- 1 çay kaşığı Tuz
- ½ çay kaşığı pul biber
- ½ su bardağı Domates Salçası
- ½ çay kaşığı öğütülmüş Karabiber

Talimatlar

1. Domuz eti düdüklü tencerenin dibine koyun. Domuz etinin üzerine rendelenmiş lahanayı ekleyin. Kalan malzemeleri de ekleyip kapağını kapatın.

FASULYE/BİBER'i seçin ve 30 dakika Yüksek Basınçta pişirin. Pişirme bittiğinde, hızlı bir basınç tahliyesi yapın. Hemen servis yapın.

Özensiz Joes ve Coleslaw

Hazırlama Süresi: 30 dakika

Porsiyon: 6

Porsiyon Başına Besin Değerleri: Kalori 313; Karbonhidrat 18g; Yağ 22g; 24g proteini

İçindekiler

- 1 su bardağı domates, doğranmış
- 1 Soğan, doğranmış
- 1 havuç, doğranmış
- 1 kilo Kıyma
- 1 Dolmalık Biber, doğranmış
- ½ su bardağı Haddelenmiş Yulaf
- 4 yemek kaşığı elma sirkesi
- 1 yemek kaşığı Zeytinyağı
- 4 yemek kaşığı Domates Salçası
- 1 su bardağı Su
- 2 çay kaşığı Sarımsak Tozu
- 1 yemek kaşığı Worcestershire Sos
- 1 ½ çay kaşığı Tuz
- Lâhana salatası:
- ½ Kırmızı Soğan, doğranmış
- 1 yemek kaşığı Bal
- ½ baş Lahana, dilimlenmiş

- 2 havuç, rendelenmiş
- 2 yemek kaşığı Elma Sirkesi
- 1 yemek kaşığı Dijon Hardal

Talimatlar

1. Yüksek derecede SAUTÉ'de zeytinyağını ısıtın ve eti 3-4 dakika kızartın. Soğan, havuç, biber, sarımsak ve tuzu yumuşayana kadar soteleyin. Domates, sirke, Worcestershire sosu, su ve salçayı ilave edin.
2. Kaynamaya başlayınca yulafları karıştırın. Kapağı kapatın, Yüksek'te 25 dakika boyunca BEANS/CHILI'yi seçin. Hızlı bir basınç tahliyesi yapın. Tüm salata malzemelerini büyük bir kapta karıştırın. Özensiz joe'ları lahana salatası ile servis edin.

Dana Sosisli Tuzlu Fettuccine

Hazırlama Süresi: 40 dakika

Porsiyon: 6

Porsiyon Başına Besin Değerleri: Kalori 512; karbonhidrat 58g; Yağ 10g; 23g proteini

İçindekiler

- 1 pound Sığır Sosis, doğranmış
- 1 kilo kurutulmuş Fettuccine Makarna
- ½ su bardağı kuru Beyaz Şarap
- 1 diş Sarımsak, kıyılmış
- ½ su bardağı Yeşil Bezelye, dondurulmuş
- ½ Chipotle Biber, çekirdekleri çıkarılmış ve doğranmış
- 1 su bardağı siyah fasulye, geceden ıslatılmış
- 2 Sarı Biber, çekirdekleri çıkarılmış ve doğranmış
- 2 çay kaşığı Zeytinyağı
- 2 su bardağı Su
- 1 su bardağı arpacık, doğranmış
- 1 (28 ons bütün erik Domates olabilir
- ¼ çay kaşığı öğütülmüş Kırmızı Biber gevreği
- 1 su bardağı Parmesan peyniri, rendelenmiş
- ½ çay kaşığı kuru fesleğen
- ½ çay kaşığı kuru kekik
- 1 çay kaşığı Tuz

- ¼ çay kaşığı öğütülmüş Karabiber
- Süslemek için taze maydanoz

Talimatlar

1. Yağı ısıtın ve yeşil soğanları, biberleri ve sarımsağı Yüksekte SAUTÉ modunda 3 dakika soteleyin. Sığır eti sosisini karıştırın. Hafifçe kızarana kadar yaklaşık 3-4 dakika kızartın.
2. Maydanoz ve parmesan peyniri hariç kalan malzemeleri ekleyin. Gerekirse daha fazla su ekleyin. Kapağı kapatın, BASINÇLI PİŞİRME/MANUEL modunu seçin ve Yüksek Basınçta 10 dakika daha pişirin. Hazır olduğunda, hızlı bir serbest bırakma yapın. Parmesan peyniri eriyene kadar karıştırın. Maydanoz serperek servis yapın.

Muffins Üzerinde Tatlı İtalyan Sosis

Hazırlama Süresi: 20 dakika

Porsiyon: 8

Porsiyon Başına Besin Değerleri: Kalori 478; karbonhidrat 29g; Yağ 31g; 28g proteini

İçindekiler

- 8 kızarmış İngiliz Muffins, bölünmüş
- 1 ½ pound İtalyan Sosis
- 1 ¼ su bardağı Süt
- ¼ su bardağı Un
- 1 su bardağı patlıcan, dilimlenmiş
- 1 su bardağı Kemik suyu
- 1 çay kaşığı Tuz
- ½ çay kaşığı Karabiber, taze kırılmış
- 2 dal kuru kekik
- 2 dal kuru Biberiye

Talimatlar

1. SAUTÉ at High'ı seçin ve patlıcanları ve sosisleri ekleyin. 5 dakika pişirin. Biberiye ve kekik serpin ve suyu dökün. Kapağı kapatın, BASINÇLI PİŞİRME/MANUEL'i seçin ve 5 dakika Yüksekte pişirin.
2. Hızlı basınç tahliyesi yapın. Bir ölçü kabında un ve sütü çırpın, tuz ve karabiberle tatlandırın. Karışımı düdüklü

tencereye ekleyin. SAUTÉ'yi seçin ve kapağı kapalı olarak 3 dakika pişirin. Kızarmış muffinlerin üzerine kaşıkla sos koyun ve afiyetle yiyin.

Pancetta ile peynirli Rigatoni

Hazırlama Süresi: 30 dakika

Porsiyon: 6

Porsiyon Başına Besin Değerleri: Kalori 481; Karbonhidrat 2g; Yağ 32g; protein 19g

İçindekiler

- 1 ½ kutu Penne Makarna
- 6 dilim Pancetta, kızarmış ve ufalanmış
- ½ su bardağı Grana Padano peyniri, rendelenmiş
- 1 su bardağı süzme peynir
- 3 çay kaşığı Zeytinyağı
- 1 su bardağı Sarı Soğan, ince doğranmış
- 3 Diş Sarımsak, ince kıyılmış
- 3 ½ su bardağı sebze suyu
- 1 ½ su bardağı Su
- 2 dal kuru Biberiye
- Tat vermek için tuz ve taze çekilmiş Karabiber

Talimatlar

1. Düdüklü tencerenize rigatoni, et suyu, su, tuz, karabiber ve biberiye ekleyin. Kapağı kapatın, 12 dakika boyunca Yüksek Basınçta BASINÇLI PİŞİRME/MANUEL'i seçin. Hazır olduğunda, hızlı bir basınç tahliyesi yapın. Kenara koyun.

2. SAUTÉ at High'ı seçin ve tereyağını eritin. Soğan ve sarımsağı kokusu çıkana kadar yaklaşık 2-3 dakika kavurun. Tencereye pancetta, süzme peynir ve rigatoni karışımını ekleyin ve her şey iyice karışana kadar fırlatın.
3. Taze rendelenmiş Grana Padano peyniri ile hemen servis yapın.

Beyaz Lahana ile Lezzetli Domuz Omuz

Hazırlama Süresi: 25 dakika

Porsiyon: 6

Porsiyon Başına Besin Değerleri: Kalori 203; Karbonhidrat 13g; Yağ 2g; Protein 25g

İçindekiler

- 1 baş Lahana, doğranmış
- ½ su bardağı Sebze Suyu
- 4 Diş Sarımsak, ince kıyılmış
- 2 Kırmızı Soğan, doğranmış
- 1 su bardağı domates püresi
- 3 Domates, doğranmış
- 1 ¼ pound Domuz Omuz, kemiksiz, küpler halinde kesilmiş
- 1 Defne Yaprağı
- ½ çay kaşığı kırmızı biber, ezilmiş
- Tuz ve Karabiber, tatmak

Talimatlar

1. SAUTÉ at High'ı seçin ve domuz eti, soğan ve sarımsağı ekleyin. Domuz eti hafifçe kızarana kadar pişirin. Herhangi bir yağı çıkarın. Kalan malzemeleri de ekleyin. Kapağı kapatın, BASINÇLI PİŞİRME/MANUEL üzerine basın ve Yüksekte 15 dakika pişirin. Pişirme

tamamlandığında, hızlı bir basınç tahliyesi yapın. Defne yaprağını atın ve servis yapın.

Ölmek için Patatesli Chuck Roast

Hazırlama Süresi: 50 dakika

Porsiyon: 6

Porsiyon Başına Besin Değerleri: Kalori 441; Karbonhidrat 20g; Yağ 17g; protein 53g

İçindekiler

- 2 ½ pound Chuck Kızartma
- 1 kilo kırmızı patates, doğranmış
- 2 havuç, doğranmış
- ½ su bardağı maydanoz, doğranmış
- 1 su bardağı Soğan, dilimlenmiş
- ½ fincan Kırmızı Şarap
- ½ kereviz sapı, dilimlenmiş
- 1 yemek kaşığı Biberiye
- 1 çay kaşığı kekik
- ½ çay kaşığı Biber
- ½ çay kaşığı Tuz
- 2 yemek kaşığı Domates Salçası
- 1 yemek kaşığı Sarımsak, kıyılmış
- 1 su bardağı et suyu

Talimatlar

1. Tencereyi pişirme spreyi ile kaplayın. Bir kapta kekik, biberiye, tuz ve karabiberi karıştırın ve karışımı etin üzerine sürün. Eti tencereye alıp her tarafını kızartın.
2. Kalan malzemeleri ekleyin ve kapağı kapatın. Yüksekte 40 dakika boyunca ET/GÜVEN'e ayarlayın. Pişirme bittiğinde, hızlı bir basınç tahliyesi yapın. Servis yapın ve tadını çıkarın!

Lahana turşulu dana kıyma

Hazırlama Süresi: 25 dakika

Porsiyon: 6

Porsiyon Başına Besin Değerleri: Kalori 337; Karbonhidrat 8g; Yağ 20g; 30g proteini

İçindekiler

- 1 buçuk kilo dana kıyma
- 10 ons konserve domates çorbası
- ½ su bardağı et suyu
- 3 su bardağı lahana turşusu
- 1 su bardağı dilimlenmiş Pırasa
- 1 yemek kaşığı Tereyağı
- 1 tatlı kaşığı hardal tozu
- Tatmak için biber ve tuz

Talimatlar

1. Yüksekte SAUTÉ'de tereyağını eritin. Pırasaları ekleyin ve yumuşayana kadar birkaç dakika pişirin. Birkaç dakika sığır eti ve kahverengi ekleyin. Lahana turşusu, et suyu ve hardal tozunu karıştırın ve tuz ve karabiberle tatlandırın.
2. Kapağı kapatın ve 20 dakika ÇORBA/BROTH modunda Yüksek derecede pişirin. Hazır olduğunuzda, hızlı bir basınç tahliyesi yapın.

Cazip Narenciye Sığır Eti

Hazırlama Süresi: 90 dakika

Porsiyon: 6

Porsiyon Başına Besin Değerleri: Kalori 477; Karbonhidrat 8g; Yağ 36g; 35g proteini

İçindekiler

- 1 Limon Suyu
- 2 portakalın suyu
- 2 pound Sığır eti, parçalar halinde kesilmiş
- 1 yemek kaşığı Tereyağı
- 1 yemek kaşığı İtalyan Baharatı
- ½ çay kaşığı Deniz Tuzu

Talimatlar

1. Dana eti düdüklü tencereye koyun ve tuz, karabiber ve baharat serpin. Eti iyice baharatlamak için elinizle masaj yapın. Üzerine limon ve portakal suyunu dökün ve kapağını kapatın.
2. 50 dakika boyunca Yüksek basınçta BASINÇLI PİŞİRME/MANUEL'i seçin. Zamanlayıcı kapandığında, hızlı bir basınç tahliyesi yapın. Tencerenin içindeki eti iki çatalla parçalayın. Yüksekte SAUTÉ moduna ayarlayın, kapak kapalı.

3. İyice birleştirmek için karıştırın ve yaklaşık 20 dakika veya sıvı emilene kadar pişirin. Tereyağı ekleyin, iyice karıştırın ve 5 dakika daha pişirin.

Düğme Mantarlı Dana Kaburga

Hazırlama Süresi: 30 dakika

Porsiyon: 6

Porsiyon Başına Besin Değerleri: Kalori 509; Karbonhidrat 9g; Yağ 43g; 22g proteini

İçindekiler

- 1 buçuk kilo dana kaburga
- 2 su bardağı Beyaz Düğme Mantar, dörde bölünmüş
- 1 Soğan, doğranmış
- ¼ fincan Ketçap
- 2 su bardağı sebze suyu
- 1 su bardağı doğranmış havuç
- ¼ su bardağı Zeytinyağı
- 1 tatlı kaşığı Sarımsak, kıyılmış
- Tatmak için biber ve tuz

Talimatlar

1. Yağı SAUTÉ modunda Yüksek'te ısıtın. Kaburgaları tuz ve karabiberle tatlandırın ve her tarafını kızartın. Sonra kenara koyun. Soğan, sarımsak, havuç ve mantarları ekleyin ve 5 dakika pişirin.

2. Kaburgaları tekrar tencereye ekleyin ve kalan malzemeleri karıştırın. Kapağı kapatın ve yüksek basınçta ET/GÜVENDE 35 dakika pişirin. Pişirme bittiğinde, hızlı bir serbest bırakma yapın.

Mavi Peynirli Karışık Dana

Hazırlama Süresi: 50 dakika

Porsiyon: 6

Porsiyon Başına Besin Değerleri: Kalori 267; Karbonhidrat 6g; Yağ 13g; Protein 30

İçindekiler

- 1 pound sığır filetosu, küpler halinde kesilmiş
- 6 ons Mavi Peynir, ufalanmış
- ½ Lahana, doğranmış
- 1 su bardağı maydanoz, doğranmış
- 2 Kırmızı Biber, doğranmış
- 1 su bardağı et suyu
- 2 su bardağı konserve Domates, süzülmemiş
- 1 Soğan, doğranmış
- 1 tatlı kaşığı Sarımsak, kıyılmış
- Tuz ve Karabiber, tatmak
- Yağlamak için pişirme spreyi

Talimatlar

1. Ocağı pişirme spreyi ile kaplayın ve sığır filetosu bifteğini ekleyin. SAUTÉ at High'da bifteğin her tarafını birkaç dakika kızartın. Ardından peynir hariç kalan malzemeleri ekleyin.
2. Kapağı kapatın ve Yüksekte ET/GÜVENLİ modunda 40 dakika pişirin. Pişirme işlemi tamamlandığında, basıncı hızla bırakın. Servis etmek için mavi peynirle doldurun.

Ale Soslu Biftek ve Sebzeler

Hazırlama Süresi: 50 dakika

Porsiyon: 6

Porsiyon Başına Besin Değerleri: Kalori 370; Karbonhidrat 32g; Yağ 11g; 36g proteini

İçindekiler

- 6 veya 8 eşit parçaya bölünmüş 2 pound Dana Biftek
- 1 Tatlı Soğan, doğranmış
- 1 su bardağı kereviz, doğranmış
- 1 pound tatlı patates, doğranmış
- 2 havuç, doğranmış
- 3 Diş Sarımsak, kıyılmış
- 2 Dolmalık Biber, doğranmış
- 1 ½ su bardağı Domates Püresi
- 1 bardak Ale
- 1 Küp Tavuk Bulyon
- Tatmak için biber ve tuz
- 1 yemek kaşığı Zeytinyağı

Talimatlar

1. Yağı SAUTÉ'de High'da ısıtın ve biftekleri birkaç dakika kızartın. Sonra kenara koyun. İPTAL'e basın. Sebzeleri düdüklü tencereye alın ve üzerine biftek koyun. Bir kapta bulyon küpü, bira ve domates püresini karıştırın.

Bifteklerin üzerine dökün. Tuz ve karabiberle tatlandırıp kapağını kapatın. Yüksekte ET/GÜVENDE 30 dakika pişirin. Basıncı hızlı bir şekilde serbest bırakın.

Kremalı Ekşi Soslu Dana Kızartma

Hazırlama Süresi: 35 dakika

Porsiyon: 6

Porsiyon Başına Besin Değerleri: Kalori 340; Karbonhidrat 10g; Yağ 19g; 33g proteini

İçindekiler

- 1 ½ pound Dana Kızartma, küp doğranmış
- 1 su bardağı Soğan, doğranmış
- 1 kutu Kremalı Mantar Çorbası
- 1 ½ su bardağı Ekşi Krema
- ½ su bardağı Su
- ½ yemek kaşığı kimyon
- ½ yemek kaşığı Kişniş
- 1 yemek kaşığı Sarımsak, kıyılmış
- 1 yemek kaşığı Tereyağı
- ½ çay kaşığı Pul Biber
- Tatmak için biber ve tuz

Talimatlar

1. Tereyağını SAUTÉ'de High'da eritin ve soğanı karıştırın. Yumuşak olana kadar yaklaşık 3 dakika karıştırarak kızartın. Sarımsak ekleyin ve bir dakika daha pişirin. Sığır eti ekleyin ve kızarana kadar yaklaşık 3 - 5 dakika pişirin.

2. Kalan malzemeleri bir kapta birleştirin ve bu karışımı etin üzerine dökün. Kapağı kapatın ve Yüksekte ET/GÜVENLİ modunda 25 dakika pişirin. Bittiğinde, hızlı bir serbest bırakma yapın.

Kereviz Soslu Sığır Konservesi

Hazırlama Süresi: 50 dakika

Porsiyon: 6

Porsiyon Başına Besin Değerleri: Kalori 287; Karbonhidrat 8g; Yağ 20g; 18g proteini

İçindekiler

- 1 ½ pound Konserve Dana Brisket
- 2 su bardağı Kremalı Kereviz Çorbası
- 1 tatlı kaşığı Sarımsak, kıyılmış
- 1 Soğan, doğranmış
- 1 su bardağı Su
- 2 Domates, doğranmış
- 2 çay kaşığı Zeytinyağı
- Tuz ve Karabiber, tatmak

Talimatlar

1. Eti tuz ve karabiberle tatlandırın. Yağı SAUTÉ'de ısıtın ve soğanları karıştırın. Yarı saydam olana kadar 2 dakika pişirin. Sarımsakları ekleyin ve 1 dakika pişirin. Sığır eti ekleyin ve birkaç dakika her tarafını kızartın.
2. Çorba ve su dökün. Kapağı kapatın, ET/GÜVENDE 40 dakika Yüksek derecede pişirin. Hızlı bir basınç tahliyesi yapın.

Bira-Dijon Kızarmış Biftek

Hazırlama Süresi: 40 dakika

Porsiyon: 4

Porsiyon Başına Besin Değerleri: Kalori 525; Karbonhidrat 12g; Yağ 21g; Protein 69g

İçindekiler

- 4 Dana Biftek
- 12 ons Koyu Bira
- 2 yemek kaşığı Dijon Hardal
- 2 havuç, doğranmış
- 1 yemek kaşığı domates salçası
- 1 Soğan, doğranmış
- 1 tatlı kaşığı kırmızı biber
- 2 yemek kaşığı Un
- 1 su bardağı et suyu
- Tatmak için biber ve tuz
- Zeytinyağı, yağlamak için

Talimatlar

1. Eti hardalla fırçalayın ve kırmızı biber, tuz ve karabiber serpin. Düdüklü tencereyi pişirme spreyi ile kaplayın ve bifteği Yüksekte SAUTÉ modunda kızartın. Biftekleri bir tabağa alın.

2. İPTAL'e basın. ¼ su bardağı su dökün ve tencerenin altını kazıyın. Temiz silin. Domates salçası ve unu çırpın. Bira hariç kalan malzemeleri yavaş yavaş karıştırın.
3. Biftekleri ocağa koyun, birayı dökün ve kapağı kapatın. Yüksekte ET/GÜVENLİ modunda 25 dakika pişirin. Hazır olduğunda, basıncı hızla boşaltın ve sıcak servis yapın.

İhale Soğan Dana Kızartma

Hazırlama Süresi: 55 dakika

Porsiyon: 8

Porsiyon Başına Besin Değerleri: Kalori 369; Karbonhidrat 9g; Yağ 16g; 47g proteini

İçindekiler

- 3 kilo dana rosto
- 2 Büyük Tatlı Soğan, dilimlenmiş
- 1 zarf Soğan Karışımı
- 1 su bardağı et suyu
- 1 su bardağı Domates Suyu
- 1 tatlı kaşığı Sarımsak, kıyılmış
- 2 yemek kaşığı Worcestershire Sos
- 1 yemek kaşığı Zeytinyağı
- Tatmak için biber ve tuz

Talimatlar

1. Yağı SAUTÉ modunda Yüksek'te ısıtın. Eti tuz ve karabiberle tatlandırıp her tarafını kızartın. Bir tabağa aktarın. Soğanları ekleyin ve 3 dakika pişirin. Sarımsakta karıştırın ve 1 dakika pişirin.
2. Sığır eti ekleyin ve kalan malzemeleri karıştırın. Kapağı kapatın ve Yüksek derecede ET/GÜVENDE 40 dakika pişirin. Basıncı 10 dakika boyunca doğal olarak bırakın.

tatil domuz jambon hock

Hazırlama Süresi: 55 dakika

porsiyon 6

Porsiyon Başına Besin Değerleri: 304 Kalori; 19.1g Yağ; 2.6g Karbonhidrat; 30.5g Proteini; 0.6g Şekerler

İçindekiler

- 1 su bardağı su
- 1/2 bardak ale bira
- Tatmak için deniz tuzu ve öğütülmüş karabiber
- 1/2 çay kaşığı acı biber veya tadı daha fazla
- 1/2 çay kaşığı mercanköşk
- 1/2 çay kaşığı kurutulmuş adaçayı, ezilmiş
- Bir demet taze soğan, doğranmış
- 2 pound domuz jambonu
- 2 defne yaprağı
- 2 diş sarımsak, kıyılmış

Talimatlar

1. Yukarıdaki tüm malzemeleri Instant Pot'a yerleştirin.
2. Kapağı sabitleyin. "Et/Güveç" ayarını seçin ve 45 dakika Yüksek basınçta pişirin. Pişirme işlemi tamamlandıktan sonra doğal bir basınç tahliyesi kullanın; kapağı dikkatlice çıkarın.

3. Instant Pot'tan jambon dizlerini çıkarın; işlenecek kadar soğumalarına izin verin. Eti jambon dizlerinden çıkarın ve pişirme sıvısına geri koyun.
4. Bireysel tabaklarda servis yapın ve tadını çıkarın!

Eski Moda Domuz Yahni

Hazırlama Süresi: 50 dakika

porsiyon 6

Porsiyon Başına Besin Değerleri: 307 Kalori; 17.2g Yağ; 4.8g Karbonhidrat; 31.1g Proteini; 2.5g Şekerler

İçindekiler

- 1 ½ yemek kaşığı domuz yağı, oda sıcaklığında
- 1 ½ pound domuz güveç eti, küp doğranmış
- Hickory füme tuz ve öğütülmüş karabiber, tadı
- 1 su bardağı pırasa, doğranmış
- 2 diş sarımsak, kıyılmış
- 1 (1 inç parça taze zencefil kökü, rendelenmiş)
- 1 çay kaşığı hardal tohumu
- 1 çay kaşığı rezene tohumu
- 2 yemek kaşığı soya sosu
- 1/4 bardak kuru kırmızı şarap
- 5 su bardağı dana kemik suyu
- 1/4 su bardağı taze maydanoz yaprağı, kabaca doğranmış

Talimatlar

1. "Sote" düğmesine basın ve domuz yağı eritin. Şimdi, kahverengi domuz eti güveçte 4 ila 6 dakika ara sıra karıştırarak.

2. Domuz eti tuz ve karabiberle tatlandırın ve bir kenara koyun. Pırasaları, sarımsak ve zencefille birlikte yumuşayana ve aromatik olana kadar pişirin.
3. Domuz eti Instant Pot'a geri ekleyin; kalan malzemeleri ekleyin ve birleştirmek için hafifçe karıştırın. Kapağı sabitleyin.
4. "Et/Güveç" modunu seçin ve 40 dakika boyunca Yüksek basınçta pişirin. Pişirme işlemi tamamlandıktan sonra hızlı bırakma kullanın; kapağı dikkatlice çıkarın.
5. Ayrı ayrı kaselere paylaştırın ve taze maydanoz yapraklarıyla süsleyerek servis yapın. Afiyet olsun!

Meksika Köfte

Hazırlama Süresi: 15 dakika

porsiyon 6

Porsiyon Başına Besin Değerleri: 476 Kalori; 24.5g Yağ; 33.2g Karbonhidrat; 27.9g Proteini; 19.5g Şekerler

İçindekiler

- 1 kilo domuz eti
- 2 dilim pastırma, doğranmış
- 1 beyaz soğan, kıyılmış
- 1 çay kaşığı sarımsak, kıyılmış
- 1/3 su bardağı tortilla cipsi, ezilmiş
- 1/2 su bardağı Romano peyniri, taze rendelenmiş
- 1 yumurta
- Tatmak için deniz tuzu ve öğütülmüş karabiber
- 1 çay kaşığı kurutulmuş mercanköşk
- 1 su bardağı ketçap
- 2 su bardağı domates sosu
- adobo'da 2 chipotle şili
- 2 yemek kaşığı taze kişniş

Talimatlar

1. Domuz eti, domuz pastırması, soğan, sarımsak, tortilla cipsi, Romano peyniri, yumurta, tuz, karabiber ve

mercanköşkünü iyice birleştirin. Karışımı toplar haline getirin.

2. Şimdi, Instant Pot'a adobo'da ketçap, domates sosu ve chipotle şili ekleyin. Köfteleri Instant Pot'unuza yerleştirin.
3. Kapağı sabitleyin. "Manuel" ayarını seçin ve Yüksek basınçta 6 dakika pişirin. Pişirme işlemi tamamlandıktan sonra hızlı bir basınç tahliyesi kullanın; kapağı dikkatlice çıkarın.
4. Taze kişniş ile süsleyerek sıcak servis yapın. Eğlence!

Mısırlı Kolay Domuz Çorbası

Hazırlama Süresi: 15 dakika

Porsiyon 4

Porsiyon Başına Besin Değerleri: 358 Kalori; 9.1g Yağ; 32.4g Karbonhidrat; 36.1g Proteini; 0.8g Şekerler

İçindekiler

- 1 yemek kaşığı zeytinyağı
- 1/2 su bardağı soğan, doğranmış
- 1 pound domuz güveç eti, küp doğranmış
- 4 su bardağı su
- 1/4 çay kaşığı defne yaprağı, öğütülmüş
- 1/2 çay kaşığı kuru fesleğen
- 1 çay kaşığı kereviz tohumu
- 1 su bardağı mısır, parçalara ayrılmış

Talimatlar

1. Instant Pot'unuzu önceden ısıtmak için "Sote" düğmesine basın. Zeytinyağını ısıtın; soğanı yumuşayana ve yarı saydam olana kadar pişirin.
2. Domuz eti ekleyin ve hafifçe kızarana kadar pişirmeye devam edin. Instant Pot'a su, öğütülmüş defne yaprağı, fesleğen ve kereviz tohumu ekleyin.
3. Kapağı sabitleyin. "Manuel" ayarını seçin ve 8 dakika boyunca Yüksek basınçta pişirin. Pişirme işlemi

tamamlandıktan sonra hızlı bir basınç tahliyesi kullanın; kapağı dikkatlice çıkarın.

4. Mısır tanelerini karıştırın; kapağı kapatın ve mısır ısınana kadar kalan ısıda oturmasına izin verin. Bireysel kaselerde servis yapın ve tadını çıkarın!

Üzümlü ve Port Soslu Domuz Eti

Hazırlama Süresi: 35 dakika

porsiyon 6

Porsiyon Başına Besin Değerleri: 395 Kalori; 15.9g Yağ; 21.4g Karbonhidrat; 40.9g Proteini; 16.7g Şekerler

İçindekiler

- 1 yemek kaşığı kanola yağı
- 2 pound domuz fileto kızartma, kemiksiz
- Koşer tuzu, tadı
- 1/2 çay kaşığı öğütülmüş karabiber
- 1 çay kaşığı kırmızı biber
- 1/2 çay kaşığı hardal tozu
- 1 çay kaşığı kurutulmuş mercanköşk
- 2 diş sarımsak, ezilmiş
- 4 ons kuru üzüm
- 1/2 bardak porto şarabı
- 1 su bardağı nar suyu
- 1/2 çay kaşığı taze zencefil, rendelenmiş

Talimatlar

1. Instant Pot'unuzu önceden ısıtmak için “Sote” düğmesine basın. Şimdi yağı ısıtın; domuz filetosunu her iki tarafta 3 dakika kızartın.
2. Ardından kalan malzemeleri Instant Pot'unuza ekleyin.

3. Kapağı sabitleyin. "Pultry" ayarını seçin ve 15 dakika boyunca Yüksek basınçta pişirin. Pişirme işlemi tamamlandıktan sonra doğal bir basınç tahliyesi kullanın; kapağı dikkatlice çıkarın.
4. Üzüm-port sos ile tepesinde domuz eti servis yapın. Afiyet olsun!

Salsalı Chipotle Domuz Eti

Hazırlama Süresi: 35 dakika

porsiyon 6

Porsiyon Başına Besin Değerleri: 398 Kalori; 19.4g Yağ; 8.1 gr Karbonhidrat; 45.5g Proteini; 5.9g Şekerler

İçindekiler

- 1 ½ pound domuz filetosu, kemiksiz ve iyi kesilmiş
- Arzuya göre tuz ve karabiber
- 1 çay kaşığı taneli hardal
- 1 (1 inç parça taze zencefil kökü, rendelenmiş)
- 1/3 çay kaşığı öğütülmüş yenibahar
- 1/2 çay kaşığı öğütülmüş defne yaprağı
- 2 yemek kaşığı esmer şeker
- 1 yemek kaşığı chipotle ezmesi
- 1 su bardağı et suyu
- Salsa Sosu için:
- 2 olgun domates, soyulmuş, çekirdekleri çıkarılmış, doğranmış
- 2 yemek kaşığı soğan, ince doğranmış
- 1 diş sarımsak, kıyılmış
- 1 hafif şili biber
- 2 yemek kaşığı kişniş, kıyılmış
- 1 ½ yemek kaşığı limon suyu

- Tuz, beğeninize

Talimatlar

1. Domuz filetosunu tüm baharatlarla serpin. Yapışmaz pişirme spreyi ile Instant Pot'a püskürtün.
2. Instant Pot'unuzu ısıtmak için "Sote" düğmesine basın. Domuz filetosunu sadece kızarana kadar her iki tarafta kızartın.
3. Esmer şeker, chipotle ezmesi ve et suyu ekleyin. Kapağı sabitleyin. "Manuel" ayarını seçin ve Yüksek Basınçta 25 dakika pişirin.
4. Pişirme işlemi tamamlandıktan sonra doğal bir salma kullanın; kapağı dikkatlice çıkarın.
5. Bu arada, tüm malzemeleri karıştırarak salsa yapın. Yanında taze salsa ile domuz filetosu servis yapın. Afiyet olsun!

Domuz eti Carnitas Taquitos

Hazırlama Süresi: 1 saat

porsiyon 8

Porsiyon Başına Besin Değerleri: 417 Kalori; 24.4g Yağ; 16.6g Karbonhidrat; 32.3g Proteini; 11.8g Şekerler

İçindekiler

- 1 yemek kaşığı domuz yağı, erimiş
- 2 kilo domuz omzu
- 1 yemek kaşığı toz şeker
- 1 çay kaşığı arpacık tozu
- 1 çay kaşığı granül sarımsak
- Tuz ve karabiber, tatmak
- 1 çay kaşığı öğütülmüş kimyon
- 1 su bardağı ketçap
- 1 su bardağı domates salçası
- 1/2 bardak kuru kırmızı şarap
- 1 çay kaşığı karışık karabiber
- 2 defne yaprağı
- 1 çay kaşığı chipotle tozu
- 1/2 su bardağı Manchego peyniri, rendelenmiş
- 16 mısır ekmeği, ısıtılmış

Talimatlar

1. Instant Pot'unuzu önceden ısıtmak için "Sote" düğmesine basın. Ardından tavuğu eritin. Domuz omzunu her taraftan hafifçe kızarana kadar kızartın.
2. Şeker, arpacık tozu, sarımsak, tuz, karabiber, kimyon, ketçap, salça, şarap, karabiber, defne yaprağı ve talaş tozunu ekleyin.
3. Kapağı sabitleyin. "Et/Güveç" ayarını seçin ve 45 dakika Yüksek basınçta pişirin. Pişirme işlemi tamamlandıktan sonra doğal bir basınç tahliyesi kullanın; kapağı dikkatlice çıkarın.
4. Eti iki çatalla parçalayın. Kıyılmış domuz eti ekmeği arasında bölün. Peynir ile üst. Her tortillayı yuvarlayın ve hafifçe yağla fırçalayın.
5. Tortillaları bir çerez kağıdına yerleştirin. Yaklaşık 13 dakika pişirin ve servis yapın. Eğlence!

Kremalı Hardal Soslu Domuz Pirzolası

Hazırlama Süresi: 15 dakika

Porsiyon 4

Porsiyon Başına Besin Değerleri: 433 Kalori; 22.7g Yağ; 7g Karbonhidrat; 48.3g Proteini; 0.8g Şekerler

İçindekiler

- 2 yemek kaşığı kanola yağı
- 4 domuz pirzolası
- Tuz ve öğütülmüş karabiber, tadı
- 1 çay kaşığı füme kırmızı biber
- 1/2 bardak kremalı kereviz çorbası
- 1/2 su bardağı tavuk suyu
- 1 su bardağı ekşi krema
- 1 yemek kaşığı Dijon hardalı

Talimatlar

1. Instant Pot'unuzu önceden ısıtmak için "Sote" düğmesine basın. Ardından yağı ısıtın ve domuz pirzolalarını her iki tarafta 2 dakika kızartın.
2. Ardından tuz, karabiber, kırmızı biber, kremalı kereviz çorbası ve tavuk suyunu karıştırın.
3. Kapağı sabitleyin. "Manuel" ayarını seçin ve 9 dakika boyunca Yüksek basınçta pişirin. Pişirme işlemi

tamamlandıktan sonra hızlı bir basınç tahliyesi kullanın; kapağı dikkatlice çıkarın.

4. Domuz pirzolalarını Instant Pot'tan çıkarın.
5. Ekşi krema ve Dijon hardalı katlayın. "Sote" düğmesine tekrar basın ve sos azalana ve iyice ısınana kadar kaynamaya bırakın. Afiyet olsun!

Fransız Tarzı Domuz Eti ve Fasulye Güveç

Hazırlama Süresi: 40 dakika

porsiyon 6

Porsiyon Başına Besin Değerleri: 491 Kalori; 27g Yağ; 25.5g Karbonhidrat; 36.1g Proteini; 7.1g Şekerler

İçindekiler

- 1 yemek kaşığı zeytinyağı
- 1 pound domuz omzu, küpler halinde kesilmiş
- 1/2 pound domuz sosisi, dilimlenmiş
- 1 su bardağı su
- 1 yemek kaşığı dana bulyon granülleri
- 1 pound kuru cannellini fasulyesi
- 1 diş sarımsak, ince kıyılmış
- 1 sarı soğan, dilimlenmiş
- 1 yaban havucu, dilimlenmiş
- 1 havuç, dilimlenmiş
- 1 çay kaşığı kereviz tohumu
- 1/2 çay kaşığı hardal tohumu
- 1/2 çay kaşığı kimyon tozu
- Tatmak için deniz tuzu ve öğütülmüş karabiber
- 1 ½ su bardağı ekşi krema

Talimatlar

1. Instant Pot'unuzu önceden ısıtmak için "Sote" düğmesine basın. Zeytinyağını cızırdayana kadar ısıtın.
2. Ardından eti ve sosisleri periyodik olarak karıştırarak 3-4 dakika kızartın.
3. Su, sığır bulyon granülleri, cannellini fasulyesi, sarımsak, soğan, yaban havucu, havuç ve baharatları ekleyin.
4. Kapağı sabitleyin. "Fasulye/Biber" ayarını seçin ve 30 dakika Yüksek basınçta pişirin. Pişirme işlemi tamamlandıktan sonra doğal bir basınç tahliyesi kullanın; kapağı dikkatlice çıkarın.
5. Ekşi krema ile tepesinde servis yapın. Eğlence!

İhale Aji Panca Domuz Eti

Hazırlama Süresi: 55 dakika

porsiyon 6

Porsiyon Başına Besin Değerleri: 511 Kalori; 30.7g Yağ; 17.5g Karbonhidrat; 39.2g Proteini; 16.4g Şeker

İçindekiler

- 1 yemek kaşığı domuz yağı
- 2 kilo domuz omzu
- 3/4 su bardağı et suyu, tercihen ev yapımı
- 1/3 su bardağı bal
- 2 yemek kaşığı şampanya sirkesi
- 1 çay kaşığı sarımsak, kıyılmış
- 2 yemek kaşığı soya sosu
- 1 çay kaşığı aji panca tozu
- Arzuya göre tuz ve karabiber
- 1 yemek kaşığı keten tohumu, öğütülmüş

Talimatlar

1. "Sote" düğmesine basın ve domuz yağı eritin. Bir kez sıcak, sadece kızarana kadar her taraftan domuz omzunu sarar.
2. Et suyu, bal, sirke, sarımsak, soya sosu, aji panca tozu, tuz ve karabiberi ekleyin. Kapağı sabitleyin. "Manuel" modu, Yüksek basınç ve 50 dakikayı seçin.

3. Pişirme işlemi tamamlandıktan sonra doğal bir salma kullanın; kapağı dikkatlice çıkarın. Domuz omzunu sıcak tutmak için bir kenara koyun.
4. Şimdi tekrar "Sote" düğmesine basın ve pişirme sıvısına öğütülmüş keten tohumu ekleyin. Sos koyulaşana kadar kaynamaya bırakın.
5. Tadın, baharatı ayarlayın ve sosu ayrılmış domuz omzunun üzerine dökün. Afiyet olsun!

Güneybatı Tarzı Peynir Köfte

Hazırlama Süresi: 35 dakika

porsiyon 6

Porsiyon Başına Besin Değerleri: 352 Kalori; 22.1g Yağ; 13.2g Karbonhidrat; 24.8g Proteini; 3.7g Şekerler

İçindekiler

- 1 kilo domuz eti
- 1 yumurta
- 1/2 bardak yeşil soğan, kıyılmış
- 2 diş sarımsak, kıyılmış
- 1/2 su bardağı tam tahıllı tortilla cipsleri, ince ezilmiş
- 1/2 su bardağı Cotija peyniri, ufalanmış
- Tatmak için deniz tuzu ve öğütülmüş karabiber
- 1 çay kaşığı füme kırmızı biber
- 1 su bardağı şişelenmiş chipotle salsa
- 2 yemek kaşığı ketçap
- 1 çay kaşığı taze limon suyu

Talimatlar

1. Instant Pot'unuzu 1 su bardağı su ve dibine metal bir raf ekleyerek hazırlayın.
2. Domuz eti, yumurta, yeşil soğan, sarımsak, ezilmiş tortilla cipsi, Cotija peyniri, tuz, karabiber, kırmızı biber

ve 1/2 fincan salsa'yı bir karıştırma kabında iyice birleştirin.

3. Şimdi karışıma köfte şekli verin. Köfteyi hafif yağlanmış fırın tepsisine aktarın. Fırın tepsisini rafa indirin.
4. Bir kapta kalan 1/2 su bardağı salsayı ketçap ve limon suyuyla karıştırın. Köftenin üzerine salsa karışımını fırçalayın.
5. Kapağı sabitleyin. "Fasulye/Biber" ayarını seçin ve 30 dakika Yüksek basınçta pişirin. Pişirme işlemi tamamlandıktan sonra hızlı bir basınç tahliyesi kullanın; kapağı dikkatlice çıkarın. Afiyet olsun!

Kolay Louisiana Kaburga

Hazırlama Süresi: 30 dakika

porsiyon 6

Porsiyon Başına Besin Değerleri: 365 Kalori; 25g Yağ; 3.7g Karbonhidrat; 3.1g Proteini; 2.6g Şekerler

İçindekiler

- 2 kilo bebek sırt kaburgaları
- 2 dilim taze zencefil
- 1/2 bardak kuru şarap
- 1 yemek kaşığı esmer şeker
- 2 diş sarımsak, dilimlenmiş
- 2 yemek kaşığı soya sosu
- 1 su bardağı dana kemik suyu
- 1 çay kaşığı Cajun baharatı
- Sat, tatmak

Talimatlar

1. Yukarıdaki tüm malzemeleri Instant Pot'unuza ekleyin.
2. Kapağı sabitleyin. "Et/Güveç" ayarını seçin ve 20 dakika boyunca Yüksek basınçta pişirin. Pişirme işlemi tamamlandıktan sonra doğal bir basınç tahliyesi kullanın; kapağı dikkatlice çıkarın.
3. Sıcak servis yapın ve tadını çıkarın!

Domuz Biftek Marchand de Vin

Hazırlama Süresi: 15 dakika

porsiyon 6

Porsiyon Başına Besin Değerleri: 330 Kalori; 22.2g Yağ; 1.7g Karbonhidrat; 28.7g Proteini; 0.6g Şekerler

İçindekiler

- 1 yemek kaşığı domuz yağı, erimiş
- 1 ½ pound domuz biftek
- 1 su bardağı demi glace
- 1/2 bardak kırmızı şarap
- 2 defne yaprağı
- Tatmak için deniz tuzu ve öğütülmüş karabiber
- 1 çay kaşığı kuru kekik

Talimatlar

1. Instant Pot'unuzu önceden ısıtmak için "Sote" düğmesine basın. Domuz yağı eritin. Şimdi, domuz bifteklerini her bir tarafta yaklaşık 3 dakika kızartın.
2. Kalan malzemeleri Instant Pot'a ekleyin.
3. Kapağı sabitleyin. "Manuel" ayarını seçin ve 8 dakika boyunca Yüksek basınçta pişirin. Pişirme işlemi tamamlandıktan sonra hızlı bir basınç tahliyesi kullanın; kapağı dikkatlice çıkarın.

4. "Sote" düğmesine bir kez daha basın ve pişirme sıvısı dörtte üç oranında azalıncaya kadar kaynatmaya devam edin. Afiyet olsun!

Filipin Domuz Çorbası

Hazırlama Süresi: 40 dakika

Porsiyon 4

Porsiyon Başına Besin Değerleri: 444 Kalori; 16.9g Yağ; 42.2g Karbonhidrat; 31.6g Proteini; 5.1g Şekerler

İçindekiler

- 2 yemek kaşığı bitkisel yağ
- 3/4 pound kemikli domuz pirzolası
- 1/2 su bardağı tatlı soğan, doğranmış
- 1 çay kaşığı taze sarımsak, ezilmiş
- 2 tatlı biber, ayıklanmış ve doğranmış
- 4 patates, soyulmuş ve küp doğranmış
- 2 havuç, doğranmış ve ince dilimlenmiş
- 1 yaban havucu, kesilmiş ve ince dilimlenmiş
- 4 su bardağı sebze suyu, tercihen ev yapımı
- Tat vermek için tuz ve taze çekilmiş karabiber
- 1/2 çay kaşığı kırmızı biber
- 1 çay kaşığı kuru kekik
- 1 (1/2-inç parça taze zencefil, rendelenmiş)
- 1 (1.41 onsluk paket demirhindi çorbası tabanı)

Talimatlar

1. Instant Pot'unuzu "Sote" ayarında önceden ısıtın. Ardından, bitkisel yağı ve kahverengi domuz pirzolasını her iki tarafta 4 dakika ısıtın.
2. Kalan malzemeleri ekleyin ve kapağı sabitleyin. "Çorba" modunu seçin ve 30 dakika Yüksek basınçta pişirin.
3. Pişirme işlemi tamamlandıktan sonra doğal bir basınç tahliyesi kullanın; kapağı dikkatlice çıkarın. Kızarmış ekmekle sıcak servis yapın. Afiyet olsun!

Çocuklara Uygun Domuz Sandviçleri

Hazırlama Süresi: 50 dakika

porsiyon 6

Porsiyon Başına Besin Değerleri: 480 Kalori; 18.4g Yağ; 30.1g Karbonhidrat; 45.1g Proteini; 3.3g Şekerler

İçindekiler

- 2 çay kaşığı domuz yağı, oda sıcaklığında
- 2 pound domuz omzu rostosu, kabuğu çıkarılmış, kemiksiz
- 2 diş sarımsak, doğranmış
- 1 (1 inç parça taze zencefil, soyulmuş ve rendelenmiş)
- 1 yemek kaşığı akçaağaç şurubu
- 1/4 bardak kuru kırmızı şarap
- 1 su bardağı su
- 1/2 yemek kaşığı Worcestershire sosu
- Deniz tuzu, tatmak
- 1/3 çay kaşığı öğütülmüş karabiber
- 2 dal kekik
- 2 bütün yıldız anason
- 1 yemek kaşığı ararot tozu
- 12 yumuşak öğle yemeği rulosu, ısıtılmış
- 1 kase turşu, dilimlenmiş

Talimatlar

1. Instant Pot'unuzu önceden ısıtmak için "Sote" düğmesine basın. Şimdi domuz yağı eritin. Bir kez sıcak, domuz omzu kızartmasını her iki tarafta 3 dakika kızartın.
2. Sarımsak, zencefil, akçaağaç şurubu, şarap, su, Worcestershire sosu ve baharatları Instant Pot'a ekleyin.
3. Kapağı sabitleyin. "Et/Güveç" ayarını seçin ve 45 dakika Yüksek basınçta pişirin. Pişirme işlemi tamamlandıktan sonra doğal bir basınç tahliyesi kullanın; kapağı dikkatlice çıkarın.
4. Domuz omzunu bir kesme tahtasına aktarın. Eti parçalayın ve Instant Pot'a geri koyun.
5. Ararot tozunu 2 yemek kaşığı su ile çırpın; "Sote" düğmesine tekrar basın ve bulamacı ekleyin. Kıvam alana kadar kaynamaya bırakın.
6. Sandviçleri domuz eti ve turşu ile birleştirin. Afiyet olsun!

Taze Avokado Soslu Domuz Kızartması

Hazırlama Süresi: 35 dakika

porsiyon 6

Porsiyon Başına Besin Değerleri: 442 Kalori; 26.4g Yağ; 8.7g Karbonhidrat; 42.3g Proteini; 1.4g Şekerler

İçindekiler

- 2 pound domuz rostosu, küpler halinde kesilmiş
- 1 su bardağı su
- 1 yemek kaşığı dana bulyon granülleri
- 1 yemek kaşığı balık sosu
- 1 habanero biber, kıyılmış
- 1/2 su bardağı taze soğan, doğranmış
- 1 çay kaşığı zencefil-sarımsak ezmesi
- 2 çay kaşığı zeytinyağı
- Tatmak için taze çekilmiş karabiber
- Avokado Sosu:
- 1 avokado, çekirdeksiz ve soyulmuş
- 2 yemek kaşığı mayonez
- 2 diş sarımsak, preslenmiş
- 1 yemek kaşığı taze limon suyu

Talimatlar

1. Instant Pot'a domuz rostosu, su, sığır bulyon granülleri, balık sosu, habanero biberi, yeşil soğan, zencefil-sarımsak ezmesi, zeytinyağı ve öğütülmüş karabiber ekleyin.
2. Kapağı sabitleyin. "Et/Güveç" ayarını seçin ve 30 dakika Yüksek basınçta pişirin. Pişirme işlemi tamamlandıktan sonra doğal bir basınç tahliyesi kullanın; kapağı dikkatlice çıkarın.
3. Bu arada sos malzemelerinin hepsini bir karıştırma kabında çırpın. Domuz rostosu ile servis yapın ve tadını çıkarın!

Tay Domuz Madalyon Köri

Hazırlama Süresi: 15 dakika

Porsiyon 4

Porsiyon Başına Besin Değerleri: 286 Kalori; 15.3g Yağ; 5.8g Karbonhidrat; 30.5g Proteini; 1.7g Şekerler

İçindekiler

- 2 çay kaşığı hindistan cevizi yağı
- 1 pound domuz madalyonları
- 1/2 çay kaşığı kimyon tohumu
- 1 jalapeno biberi, çekirdekleri çıkarılmış ve kıyılmış
- 1 defne yaprağı
- 1 ½ yemek kaşığı balık sosu
- 1 su bardağı dana kemik suyu
- 2 diş sarımsak, kıyılmış
- 2 yemek kaşığı Tay yeşil köri ezmesi
- 1 yemek kaşığı elma sirkesi
- Tuz ve öğütülmüş karabiber, tadı
- 1/2 çay kaşığı acı biber
- 1 limon kabuğu rendesi ve suyu

Talimatlar

1. Instant Pot'u önceden ısıtmak için "Sote" düğmesine basın. Hindistan cevizi yağını ısıtın. Sıcak olduğunda, domuz madalyonlarını 2 ila 3 dakika arasında sarar.

2. Kavrulmuş baharatlar dahil kalan malzemeleri ekleyin.
3. Kapağı sabitleyin. "Manuel" ayarını seçin ve 8 dakika boyunca Yüksek basınçta pişirin. Pişirme işlemi tamamlandıktan sonra hızlı bir basınç tahliyesi kullanın; kapağı dikkatlice çıkarın.
4. Basmati pirinci ile servis yapın ve tadını çıkarın!

Kolay Domuz Kaydırıcıları

Hazırlama Süresi: 1 saat 10 dakika + marine etme süresi

porsiyon 6

Porsiyon Başına Besin Değerleri: 433 Kalori; 18.8g Yağ; 20.9 gr Karbonhidrat; 43.9g Proteini; 6g Şekerler

İçindekiler

- 2 pound domuz fileto kızartma, küpler halinde kesilmiş
- 4 diş sarımsak, ezilmiş
- 2 yemek kaşığı taze soğan, doğranmış
- 1/2 su bardağı ananas suyu
- Tuz ve karabiber, tatmak
- 1 çay kaşığı acı biber
- 1/4 çay kaşığı hardal tohumu
- 1/4 çay kaşığı kimyon
- 1 ½ yemek kaşığı zeytinyağı
- 1 baş taze marul, yaprakları ayrılmış
- 2 yemek kaşığı Dijon hardalı
- 6 akşam yemeği ruloları

Talimatlar

1. Domuz eti, sarımsak, yeşil soğan, ananas, meyve suyu, tuz, karabiber, kırmızı biber, hardal tohumu ve kimyonu bir karıştırma kabına koyun; folyoya sarıp 2 saat buzdolabınıza aktarın.

2. "Sote" düğmesine basın ve zeytinyağını ısıtın. Şimdi domuz eti, iyice kızarana kadar gruplar halinde çalışarak pişirin.
3. Kapağı sabitleyin. Şimdi "Manuel" modu, Yüksek basınç ve 60 dakikayı seçin. Pişirme işlemi tamamlandıktan sonra doğal bir salma kullanın; kapağı dikkatlice çıkarın.
4. Taze marul ve Dijon hardalı ile süslenmiş akşam yemeği ruloları üzerinde servis yapın. Afiyet olsun!

Beş Yıldızlı Piknik Omuz

Hazırlama Süresi: 50 dakika

Porsiyon 4

Porsiyon Başına Besin Değerleri: 288 Kalori; 12.7g Yağ; 6.1g Karbonhidrat; 35.2g Proteini; 3.2g Şekerler

İçindekiler

- 1 ½ pound domuz piknik omuz
- 1 çay kaşığı sarımsak tozu
- 1/2 çay kaşığı kimyon tozu
- 1/4 çay kaşığı tarçın, öğütülmüş
- 1 çay kaşığı kereviz tohumu
- 1 çay kaşığı kekik, kurutulmuş
- Tatmak için deniz tuzu ve öğütülmüş karabiber
- 1/2 su bardağı taze portakal suyu
- 1 su bardağı dana kemik suyu

Talimatlar

1. Yukarıdaki tüm malzemeleri Instant Pot'a yerleştirin.
2. Kapağı sabitleyin. "Et/Güveç" ayarını seçin ve 45 dakika Yüksek basınçta pişirin. Pişirme işlemi tamamlandıktan sonra doğal bir basınç tahliyesi kullanın; kapağı dikkatlice çıkarın.
3. Domuz eti için test edin ve ince dilimleyin; servis tabağına aktarın. Sıcak servis yapın ve tadını çıkarın!

223. Asya Karidesli Meze

Hazırlama süresi: 10 dakika

Pişirme süresi: 4 dakika

Porsiyon: 4

İçindekiler:

- 1 pound karides, soyulmuş ve ayıklanmış
- 2 yemek kaşığı hindistan cevizi aminosu
- 3 yemek kaşığı sirke
- ¾ su bardağı ananas suyu
- 1 su bardağı tavuk suyu
- 3 yemek kaşığı stevya

Talimatlar:

1. Hazır tencerenize karides, ananas suyu, et suyu, aminos ve stevia koyun, biraz karıştırın, örtün ve 4 dakika Yüksekte pişirin.
2. Karidesleri bir tabağa koyun, pişirme suyunu her tarafına gezdirin ve meze olarak servis yapın.
3. Eğlence!

Porsiyon başına Besin Değerleri: Kalori 172, yağ 4, lif 1, karbonhidrat 3, protein 20

Akdeniz Ahtapot Meze

Hazırlama süresi: 10 dakika

Pişirme süresi: 16 dakika

Porsiyon: 6

İçindekiler:

- 1 ahtapot, temizlenmiş ve hazırlanmış
- 2 dal biberiye
- 2 çay kaşığı kekik, kurutulmuş
- ½ sarı soğan, doğranmış
- 4 dal kekik
- ½ limon
- 1 çay kaşığı karabiber
- 3 yemek kaşığı zeytinyağı
- Marine için:
- ¼ fincan sızma zeytinyağı
- ½ limon suyu
- 4 diş sarımsak, kıyılmış
- 2 dal kekik
- 1 biberiye dal
- Damak zevkinize göre tuz ve karabiber

Talimatlar:

1. Ahtapotu hazır tencerenize koyun, kekik, 2 dal biberiye, 4 dal kekik, soğan, limon, 3 yemek kaşığı

zeytinyağı, karabiber ve tuzu ekleyin, karıştırın, kapatın, 10 dakika yüksek ateşte pişirin, kesme tahtasına alın, soğutun aşağı, dokunaçları ayırın ve bir kaseye aktarın.

2. ¼ su bardağı zeytinyağı, limon suyu, sarımsak, 1 dal biberiye, 2 dal kekik, tuz ve karabiberi ilave edip üstünü kaplayın ve 1 saat bekletin.
3. Ahtapotu orta ateşte önceden ısıtılmış ızgaraya koyun, her iki tarafını 3'er dakika pişirin, bir tabağa koyun ve servis yapın.
4. Eğlence!

Porsiyon başına Besin Değerleri: Kalori 162, yağ 3, lif 1, karbonhidrat 2, protein 7

Çin Kalamar Meze

Hazırlama süresi: 10 dakika

Pişirme süresi: 15 dakika

Porsiyon: 4

İçindekiler:

- 4 kalamar, 1 kalamardan dokunaçlar ayrılmış ve doğranmış
- 1 su bardağı karnabahar pirinci
- 14 ons balık stoğu
- 4 yemek kaşığı hindistan cevizi aminosu
- 1 yemek kaşığı mirin
- 2 yemek kaşığı stevya

Talimatlar:

1. Bir kapta doğranmış dokunaçları karnabahar pirinci ile karıştırın, iyice karıştırın ve her kalamarın içini bu karışımla doldurun.
2. Kalamarları hazır tencerenize koyun, et suyu, aminolar, mirin ve stevia ekleyin, karıştırın, örtün ve 15 dakika Yüksekte pişirin.
3. Kalamar dolması bir tabağa koyun ve meze olarak servis yapın.
4. Eğlence!

Porsiyon başına Besin Değerleri: Kalori 162, yağ 2, lif 2, karbonhidrat 3, protein 10

Basit Enginar

Hazırlama süresi: 10 dakika

Pişirme süresi: 15 dakika

Porsiyon: 4

İçindekiler:

- 4 büyük enginar, doğranmış
- Damak zevkinize göre tuz ve karabiber
- 2 yemek kaşığı limon suyu
- ¼ fincan zeytinyağı
- 2 çay kaşığı balzamik sirke
- 1 çay kaşığı kekik, kurutulmuş
- 2 diş sarımsak, kıyılmış
- 2 su bardağı su

Talimatlar:

1. Hazır tencerenize suyu ekleyin, buhar sepetini ekleyin, içine enginarları ekleyin, kapağını kapatın ve 8 dakika Yüksek ateşte pişirin.
2. Bir kapta limon suyunu sirke, yağ, tuz, karabiber, sarımsak ve kekik ile karıştırın ve iyice karıştırın.
3. Enginarları ortadan ikiye kesin, limon ve sirke karışımına ekleyin, iyice karıştırın, orta hararetli ateşte önceden ısıtılmış ızgaraya koyun, her iki yüzünü 3'er

dakika pişirin, bir tabağa alın ve meze olarak servis edin.

4. Eğlence!

Porsiyon başına Besin Değerleri: Kalori 162, yağ 4, lif 2, karbonhidrat 3, protein 5

Kajun Karides

Hazırlama süresi: 4 dakika

Pişirme süresi: 3 dakika

Porsiyon: 4

İçindekiler:

- 1 su bardağı su
- 1 pound karides, soyulmuş ve ayıklanmış
- ½ yemek kaşığı Cajun baharatı
- 1 çay kaşığı sızma zeytinyağı
- 1 demet kuşkonmaz, doğranmış

Talimatlar:

1. Hazır tencerenize suyu koyun, buharlı sepeti ekleyin, karides ve kuşkonmazı ekleyin, üzerlerine Cajun baharatı ve yağı gezdirin, biraz çevirin, tencerenin kapağını kapatın ve 3 dakika Yüksekte pişirin.
2. Meze tabaklarına dizip meze olarak servis yapın.
3. Eğlence!

Porsiyon başına Besin Değerleri: Kalori 152, yağ 2, lif 3, karbonhidrat 8, protein 15

Fransız Hindibası

Hazırlama süresi: 10 dakika

Pişirme süresi: 7 dakika

Porsiyon: 4

İçindekiler:

- 4 hindiba, kesilmiş ve yarıya bölünmüş
- Damak zevkinize göre tuz ve karabiber
- 1 yemek kaşığı limon suyu
- 1 yemek kaşığı ghee

Talimatlar:

1. Hazır tencerenizi Sote moduna alın, ghee ekleyin, ısıtın, hindiba ekleyin, tuz ve karabiber serpin, limon suyu serpin, tencerenin kapağını kapatın ve 7 dakika Yüksekte pişirin.
2. Hindibaları bir tabağa koyun, üzerlerine pişirme suyundan biraz gezdirin ve meze olarak servis yapın.
3. Eğlence!

Porsiyon başına Besin Değerleri: Kalori 100, yağ 3, lif 2, karbonhidrat 7, protein 2

Hindiba ve Jambon Meze

Hazırlama süresi: 10 dakika

Pişirme süresi: 20 dakika

Porsiyon: 4

İçindekiler:

- 4 hindiba, kesilmiş
- 1 su bardağı su
- Damak zevkinize göre tuz ve karabiber
- 1 yemek kaşığı hindistan cevizi unu
- 2 yemek kaşığı ghee
- 4 dilim jambon
- ½ çay kaşığı hindistan cevizi, öğütülmüş
- 14 ons hindistan cevizi sütü

Talimatlar:

1. Hazır tencerenize suyu ekleyin, buharlı sepeti ekleyin, hindibaları içine koyun, örtün, 10 dakika Yüksekte pişirin, jambona sarın ve bir fırın kabına aktarın.
2. Hazır tencerenizi temizleyin, kaynama moduna alın, ghee ekleyin, ısıtın, hindistan cevizi unu, süt, tuz, karabiber ve hindistan cevizi ekleyin, karıştırın ve 7 dakika pişirin.

3. Hindibaların üzerine süt ve hindistan cevizi karışımı dökün, önceden ısıtılmış etlik ızgaraya koyun ve 10 dakika pişirin.
4. Bir tabağa koyun ve meze olarak servis yapın.
5. Eğlence!

Porsiyon başına Besin Değerleri: Kalori 152, yağ 3, lif 3, karbonhidrat 6, protein 12

patlıcan ezmesi

Hazırlama süresi: 10 dakika

Pişirme süresi: 10 dakika

Porsiyon: 6

İçindekiler:

- 2 pound patlıcan, soyulmuş ve orta boy dilimler halinde kesilmiş
- Damak zevkinize göre tuz ve karabiber
- ¼ fincan zeytinyağı
- 4 diş sarımsak, kıyılmış
- ½ su bardağı su
- 3 zeytin, çekirdekleri çıkarılmış ve dilimlenmiş
- ¼ fincan limon suyu
- 1 demet kekik, doğranmış
- 1 yemek kaşığı susam ezmesi

Talimatlar:

1. Hazır tencerenizi sote moduna alın, yağı ekleyin, ısıtın, patlıcan parçalarını ekleyin, karıştırın ve 5 dakika pişirin.
2. Sarımsak, su, tuz ve karabiberi ekleyin, karıştırın, kapatın, 3 dakika yüksek ateşte pişirin, bir karıştırıcıya aktarın, susam ezmesi, limon suyu ve kekik ekleyin, iyice karıştırın ve nabız atın.

3. Kaselere aktarın, üzerine zeytin dilimleri serpin ve meze olarak servis yapın.
4. Eğlence!

Porsiyon başına Besin Değerleri: Kalori 87, yağ 4, lif 2, karbonhidrat 6, protein 2

bamya kaseleri

Hazırlama süresi: 10 dakika

Pişirme süresi: 15 dakika

Porsiyon: 6

İçindekiler:

- 1 pound bamya, kesilmiş
- 6 soğan, doğranmış
- 3 yeşil dolmalık biber, doğranmış
- Damak zevkinize göre tuz ve karabiber
- 2 yemek kaşığı zeytinyağı
- 1 çay kaşığı stevya
- 28 ons konserve domates, doğranmış

Talimatlar:

1. Hazır tencerenizi Sote moduna alın, yağı ekleyin, ısıtın, yeşil soğan ve dolmalık biberleri ekleyin, karıştırın ve 5 dakika pişirin.
2. Bamya, tuz, karabiber, stevia ve domatesleri ekleyip karıştırın, örtün, 10 dakika Yüksekte pişirin, küçük kaselere bölün ve meze salatası olarak servis yapın.
3. Eğlence!

Porsiyon başına Besin Değerleri: Kalori 121, yağ 3, lif 3, karbonhidrat 6, protein 4

Kolay Pırasa Tabağı

Hazırlama süresi: 10 dakika

Pişirme süresi: 10 dakika

Porsiyon: 4

İçindekiler:

- 4 adet pırasa, yıkanmış, kökleri ve uçları kesilmiş
- Damak zevkinize göre tuz ve karabiber
- 1/3 su bardağı su
- 1 yemek kaşığı ghee

Talimatlar:

1. Hazır tencerenize pırasaları koyun, su, ghee, tuz ve karabiber ekleyin, karıştırın, örtün ve 5 dakika yüksek ateşte pişirin.
2. Tencereyi sote moduna alın, pırasaları birkaç dakika daha pişirin, bir tabağa alın ve meze olarak servis yapın.
3. Eğlence!

Porsiyon başına Besin Değerleri: Kalori 73, yağ 3, lif 4, karbonhidrat 9, protein 7

domates meze

Hazırlama süresi: 10 dakika

Pişirme süresi: 10 dakika

Porsiyon: 4

İçindekiler:

- 4 domates, tepesi kesilmiş ve posası oyulmuş
- ½ su bardağı su
- Damak zevkinize göre tuz ve karabiber
- 1 sarı soğan, doğranmış
- 1 yemek kaşığı ghee
- 2 yemek kaşığı kereviz, doğranmış
- ½ su bardağı mantar, doğranmış
- 1 su bardağı süzme peynir
- ¼ çay kaşığı kimyon tohumu
- 1 yemek kaşığı maydanoz, doğranmış

Talimatlar:

1. Hazır tencerenizi sote moduna alın, ghee ekleyin, ısıtın, soğan ve kerevizi ekleyin, karıştırın ve 3 dakika pişirin.
2. Domates posası, mantar, tuz, karabiber, peynir, maydanoz ve kimyon tohumlarını ekleyip karıştırın, 3 dakika daha pişirin ve domatesleri bu karışımla doldurun.

3. Hazır tencerenize suyu ekleyin, buhar sepetini ve içindeki domatesleri ilave edin, kapağını kapatın ve 4 dakika Yüksek ateşte pişirin.
4. Bir tabağa domatesleri yerleştirin ve meze olarak servis yapın.
5. Eğlence!

Porsiyon başına Besin Değerleri: Kalori 152, yağ 2, lif 4, karbonhidrat 6, protein 7

Tarçınlı ve Kabaklı Muffin

Hazırlama süresi: 10 dakika

Pişirme süresi: 20 dakika

Porsiyon: 18

İçindekiler:

- 4 yemek kaşığı ghee
- ¾ su bardağı kabak püresi
- 2 yemek kaşığı keten tohumu yemeği
- ¼ fincan hindistan cevizi unu
- ½ su bardağı eritritol
- ½ çay kaşığı hindistan cevizi, öğütülmüş
- 1 çay kaşığı tarçın tozu
- ½ çay kaşığı kabartma tozu
- ½ çay kaşığı kabartma tozu
- 1 ve ½ su bardağı su
- 1 yumurta

Talimatlar:

1. Bir kapta ghee'yi balkabağı püresi, yumurta, keten tohumu unu, hindistancevizi unu, eritritol, kabartma tozu, kabartma tozu, hindistan cevizi ve tarçın ile karıştırın, iyice karıştırın ve yağlanmış bir kek kalıbına bölün.

2. Hazır tencerenize suyu ekleyin, buhar sepetini ekleyin, içine muffin tepsisini ekleyin, tencerenin kapağını kapatın ve 20 dakika Yüksek ateşte pişirin.
3. Muffinleri bir tabağa koyun ve atıştırmalık olarak servis yapın.

Porsiyon başına Besin Değerleri: Kalori 50, yağ 3, lif 1, karbonhidrat 2, protein 2

Baharatlı Biber Topları

Hazırlama süresi: 10 dakika

Pişirme süresi: 5 dakika

Porsiyon: 3

İçindekiler:

- 3 dilim pastırma
- 1 su bardağı su
- 3 ons krem peynir
- ¼ çay kaşığı soğan tozu
- Damak zevkinize göre tuz ve karabiber
- 2 jalapeno biber, doğranmış
- ½ çay kaşığı maydanoz, kurutulmuş
- ¼ çay kaşığı sarımsak tozu

Talimatlar:

1. Hazır tencerenizi sote moduna alın, pastırmayı ekleyin, birkaç dakika pişirin, yağını kağıt havluya aktarın ve ufalayın.
2. Bir kapta krem peyniri jalapeno, pastırma, soğan, sarımsak tozu, maydanoz, tuz ve karabiberle karıştırın, iyice karıştırın ve bu karışımdan toplar yapın.
3. Tencereyi temizleyin, suyu ve buhar sepetini ekleyin, içine baharatlı topları ekleyin, kapağını kapatın ve 2 dakika Yüksek ateşte pişirin.

4. Topları bir tabağa koyun ve meze olarak servis yapın.
5. Eğlence!

Porsiyon başına Besin Değerleri: Kalori 150, yağ 5, lif 1, karbonhidrat 2, protein 5

İtalyan Sosu

Hazırlama süresi: 10 dakika

Pişirme süresi: 20 dakika

Porsiyon: 4

İçindekiler:

- 4 ons krem peynir, yumuşak
- ½ su bardağı mozzarella peyniri
- ¼ fincan hindistan cevizi kreması
- Damak zevkinize göre tuz ve karabiber
- 1/2 su bardağı domates sosu
- 4 siyah zeytin, çekirdekleri çıkarılmış ve doğranmış
- ¼ fincan mayonez
- ¼ fincan parmesan peyniri, rendelenmiş
- 1 yemek kaşığı yeşil dolmalık biber, doğranmış
- 6 dilim pepperoni, doğranmış
- ½ çay kaşığı İtalyan baharatı
- 2 su bardağı su

Talimatlar:

1. Bir kapta krem peyniri mozzarella peyniri, hindistancevizi kreması, mayonez, tuz ve karabiberle karıştırın, karıştırın ve 4 kaba bölün.

2. Üzerine domates sosu, parmesan peyniri, dolmalık biber, pepperoni, İtalyan baharatları ve siyah zeytinleri dizin,
3. Hazır tencerenize suyu ekleyin, buhar sepetini ekleyin, içine ramekinleri ekleyin, kapağını kapatın ve 20 dakika Yüksek ateşte pişirin.
4. Bu sosu yanında sebzeli çubuklarla sıcak olarak servis edin.
5. Eğlence!

Porsiyon başına Besin Değerleri: Kalori 250, yağ 15, lif 4, karbonhidrat 4, protein 12

avokado sosu

Hazırlama süresi: 10 dakika

Pişirme süresi: 2 dakika

Porsiyon: 4

İçindekiler:

- ¼ fincan eritritol tozu
- 1 su bardağı su
- ½ fincan kişniş, doğranmış
- 2 avokado, çekirdeksiz, soyulmuş ve yarıya
- ¼ çay kaşığı stevia
- 2 limon suyu
- 2 limon kabuğu rendesi, rendelenmiş
- 1 su bardağı hindistan cevizi sütü

Talimatlar:

1. Hazır tencerenize suyu ekleyin, buhar sepetini ekleyin, yarım avokado ekleyin, kapağını kapatın ve 2 dakika Yüksek ateşte pişirin.
2. Blenderınıza aktarın, limon suyu ve kişniş ekleyin ve iyice nabız atın.
3. Hindistan cevizi sütü, misket limonu kabuğu rendesi, stevia ve eritritol tozunu ekleyip tekrar çırpın, kaselere paylaştırın ve servis yapın.
4. Eğlence!

Porsiyon başına Besin Değerleri: Kalori 150, yağ 6, lif 2, karbonhidrat 4, protein 2

Nane Karides Meze

Hazırlama süresi: 10 dakika

Pişirme süresi: 20 dakika

Porsiyon: 16

İçindekiler:

- 2 yemek kaşığı zeytinyağı
- 10 ons karides, pişmiş, soyulmuş ve damarlı
- 1 yemek kaşığı nane, doğranmış
- 2 yemek kaşığı eritritol
- 1/3 su bardağı böğürtlen, öğütülmüş
- 11 prosciutto dilimi
- 1/3 su bardağı sebze suyu.

Talimatlar:

1. Her bir karidesi prosciutto dilimlerine sarın ve üzerlerine yağ gezdirin.
2. Hazır tencerenizde böğürtlenleri nane, et suyu ve eritritol ile karıştırın, karıştırın, kaynama moduna ayarlayın ve 2 dakika pişirin.
3. Vapur sepetini ve sarılmış karidesleri ekleyin, tencereyi kapatın ve 2 dakika Yüksekte pişirin.
4. Sarılı karidesleri bir tabağa alın, üzerine nane sosu gezdirin ve servis yapın.

5. Eğlence!

Porsiyon başına Besin Değerleri: Kalori 175, yağ 6, lif 2, karbonhidrat 1, protein 8

Kabak Meze Salatası

Hazırlama süresi: 10 dakika

Pişirme süresi: 6 dakika

Porsiyon: 4

İçindekiler:

- 1 su bardağı mozzarella, rendelenmiş
- ¼ fincan domates sosu
- 1 kabak, kabaca dilimlenmiş
- Damak zevkinize göre tuz ve karabiber
- Bir tutam kimyon, öğütülmüş
- Bir damla zeytinyağı

Talimatlar:

1. Hazır tencerenizde kabakları yağ, domates sosu, tuz, karabiber ve kimyon ile karıştırın, biraz çevirin, kapağını kapatın ve 6 dakika Yüksek ateşte pişirin.
2. Meze tabakları arasında bölün ve hemen servis yapın.
3. Eğlence!

Porsiyon başına Besin Değerleri: Kalori 130, yağ 4, lif 2, karbonhidrat 4, protein 3

Kök Sebze ve Erişte Çorbası

Hazırlama Süresi: 20 dakika

porsiyon 6

Porsiyon Başına Besin Değerleri: 194 Kalori; 5.4g Yağ; 29.9g Karbonhidrat; 8g Proteini; 5.1g Şekerler

İçindekiler

- 2 yemek kaşığı zeytinyağı
- 2 arpacık, soyulmuş ve doğranmış
- 1 havuç, doğranmış
- 1 yaban havucu, doğranmış
- 1 turp, doğranmış
- 3 diş sarımsak, ezilmiş
- 1 çay kaşığı kimyon tozu
- 1/2 çay kaşığı kurutulmuş biberiye
- 1/2 çay kaşığı kuru kekik
- 6 su bardağı sebze suyu, tercihen ev yapımı
- 9 ons vegan erişte
- 1 su bardağı mısır taneleri
- Tat vermek için tuz ve taze çekilmiş karabiber

Talimatlar

1. Instant Pot'unuzu ısıtmak için "Sote" düğmesine basın. Şimdi yağı ısıtın ve arpacık soğanlarını havuç, yaban havucu ve şalgamla yumuşayana kadar soteleyin.
2. Sarımsakları ilave edin ve 40 saniye daha pişirin. Kimyon tozu, biberiye, kekik, et suyu ve erişte ekleyin.
3. Şimdi kapağı sabitleyin ve "Çorba" ayarını seçin.
4. Yüksek basınçta 7 dakika pişirin. Pişirme işlemi tamamlandıktan sonra hızlı bırakma kullanın; kapağı dikkatlice çıkarın.
5. Mısır tanelerini ekleyin, kapağı kapatın ve kalan ısıda 5-6 dakika daha pişirin. Tuz ve karabiberle tatlandırın.Tadın baharatını ayarlayın ve sıcak servis yapın. Afiyet olsun!

Kremalı Mantarlı Kinoa Pilavı

Hazırlama Süresi: 15 dakika

Porsiyon 4

Porsiyon Başına Besin Değerleri: 401 Kalori; 12.1g Yağ; 60.2g Karbonhidrat; 14.1g Proteini; 2.7g Şekerler

İçindekiler

- 2 su bardağı kuru kinoa
- 3 su bardağı su
- 2 yemek kaşığı zeytinyağı
- 1 soğan, doğranmış
- 1 dolmalık biber, doğranmış
- 2 diş sarımsak, doğranmış
- 2 su bardağı Cremini mantar, ince dilimlenmiş
- 1/2 çay kaşığı deniz tuzu
- 1/3 çay kaşığı öğütülmüş karabiber veya tadı daha fazla
- 1 çay kaşığı acı biber
- 1/2 çay kaşığı kuru dereotu
- 1/4 çay kaşığı öğütülmüş defne yaprağı

Talimatlar

1. Instant Pot'unuza kinoa ve su ekleyin.
2. Kapağı sabitleyin. "Manuel" modunu seçin ve Yüksek basınç altında 1 dakika pişirin. Pişirme işlemi tamamlandıktan sonra doğal bir salma kullanın; kapağı dikkatlice çıkarın.
3. Kinoayı süzün ve bir kenara koyun.
4. Instant Pot'unuzu önceden ısıtmak için "Sote" düğmesine basın. Sıcakken yağı ısıtın. Ardından soğanı yumuşayana ve yarı saydam olana kadar soteleyin.
5. Dolmalık biber, sarımsak ve mantarları ekleyin ve kokuları çıkana kadar 1-2 dakika daha sotelemeye devam edin. Kalan malzemeleri Instant Pot'unuza karıştırın.
6. Ayrılmış kinoayı ekleyin ve iyice birleştirmek için karıştırın. Sıcak servis yapın. Afiyet olsun!

Balkabagi ve Arpa Kasesi

Hazırlama Süresi: 45 dakika

Porsiyon 4

Porsiyon Başına Besin Değerleri: 360 Kalori; 6.4g Yağ; 70g Karbonhidrat; 8.7g Proteini; 2.2g Şekerler

İçindekiler

- 2 yemek kaşığı zeytinyağı bölünmüş
- 2 diş sarımsak, kıyılmış
- 1/2 su bardağı taze soğan, doğranmış
- 2 su bardağı balkabağı, soyulmuş ve küp doğranmış
- 1/2 çay kaşığı zerdeçal tozu
- 2 su bardağı arpa, bütün
- 4 ½ su bardağı su

- Tatmak için deniz tuzu ve öğütülmüş karabiber

Talimatlar

1. Instant Pot'unuzu önceden ısıtmak için “Sote” düğmesine basın. Bir kez sıcak, yağı ısıtın. Şimdi, sarımsak ve yeşil soğanları yumuşayana kadar pişirin.
2. Kalan malzemeleri ekleyin ve birleştirmek için karıştırın.
3. Kapağı sabitleyin. “Çok Tahıllı” modunu seçin ve Yüksek basınç altında 40 dakika pişirin. Pişirme işlemi tamamlandıktan sonra doğal bir salma kullanın; kapağı dikkatlice çıkarın.
4. Ayrı kaselere paylaştırıp sıcak servis yapın.

Renkli Sebze ve Hindistan Cevizi Çorbası

Hazırlama Süresi: 25 dakika

porsiyon 5

Porsiyon Başına Besin Değerleri: 176 Kalori; 13.1g Yağ; 9.3g Karbonhidrat; 7.9g Proteini; 3.4g Şekerler

İçindekiler

- 1 yemek kaşığı zeytinyağı
- 1/2 su bardağı beyaz soğan, doğranmış
- 1 çay kaşığı sarımsak, kıyılmış
- 2 havuç, doğranmış
- 1 yaban havucu, doğranmış
- 1 kereviz, doğranmış
- 1 baş karnabahar, küçük çiçeklere ayrılmış
- 1 kabak, doğranmış
- 5 su bardağı sebze suyu
- Tatmak için deniz tuzu ve öğütülmüş karabiber
- 1/2 su bardağı hindistan cevizi kreması
- 2 yemek kaşığı taze kişniş, doğranmış

Talimatlar

1. Instant Pot'unuzu önceden ısıtmak için "Sote" düğmesine basın. Şimdi yağı cızırdayana kadar ısıtın.
2. Soğanı ve sarımsağı yumuşayana kadar soteleyin. Havuç, yaban havucu, kereviz, karnabahar, kabak, et suyu, tuz ve karabiberi ekleyin ve birleştirmek için karıştırın.
3. Kapağı sabitleyin. "Çorba" modunu seçin ve Yüksek basınç altında 20 dakika pişirin. Pişirme işlemi tamamlandıktan sonra hızlı bırakma kullanın; kapağı dikkatlice çıkarın.
4. Hindistan cevizi kremasını ekleyin ve kapağı kapatın; ısıtılana kadar oturmasına izin verin. Çorba kaselerine paylaştırın ve taze kişniş ile süsleyerek servis yapın. Afiyet olsun!

Fıstık Soslu Brokoli ve Havuç

Hazırlama Süresi: 10 dakika

Porsiyon 4

Porsiyon Başına Besin Değerleri: 90 Kalori; 4.3g Yağ; 9.3g Karbonhidrat; 5.2g Proteini; 4.3g Şekerler

İçindekiler

- 1 ¼ su bardağı su
- 1 kilo brokoli çiçeği
- 1 havuç, doğranmış
- 1/2 çay kaşığı deniz tuzu
- 1/2 çay kaşığı acı biber
- 1/4 çay kaşığı öğütülmüş beyaz biber
- Sosu için:
- 4 yemek kaşığı ipeksi fıstık ezmesi
- 3 yemek kaşığı su
- 1 yemek kaşığı şampanya sirkesi
- 1 yemek kaşığı haşhaş tohumu

Talimatlar

1. Instant Pot'unuzun tabanına 1 ¼ bardak su ekleyin. Brokoli ve havuçları buharlı bir sepete yerleştirin ve Instant Pot'a aktarın.
2. Kapağı sabitleyin, "Manuel" modunu seçin ve Yüksek basınçta 3 dakika pişirin. Pişirme işlemi tamamlandıktan sonra hızlı bırakma kullanın; kapağı dikkatlice çıkarın.
3. Sebzelerinizi tuz, kırmızı biber ve öğütülmüş beyaz biberle tatlandırın.
4. Bu arada bir karıştırma kabında fıstık ezmesi, su, sirke ve haşhaş tohumlarını iyice karıştırın.
5. Haşlanmış brokoli ve havuçları yanında fıstık sosuyla servis edin. Afiyet olsun!

Lezzetli Eski Moda Biber

Hazırlama Süresi: 15 dakika

porsiyon 6

Porsiyon Başına Besin Değerleri: 204 Kalori; 6.5g Yağ; 27.9g Karbonhidrat; 10.4g Proteini; 6.9g Şekerler

İçindekiler

- 2 yemek kaşığı zeytinyağı
- 1 kırmızı soğan, doğranmış
- 3 diş sarımsak kıyılmış veya preslenmiş
- 1 kırmızı dolmalık biber, doğranmış
- 1 yeşil dolmalık biber, doğranmış
- 1 kırmızı biber, kıyılmış
- Tatmak için deniz tuzu ve öğütülmüş karabiber
- 1 çay kaşığı acı biber
- 1/2 çay kaşığı öğütülmüş kimyon
- 2 su bardağı sebze suyu
- 2 olgun domates, doğranmış
- 2 (15 onsluk konserve fasulye, süzülmüş ve durulanmış)
- 1 avuç taze kişniş yaprağı, doğranmış
- 1/2 su bardağı tortilla cips

Talimatlar

1. Instant Pot'unuzu önceden ısıtmak için "Sote" düğmesine basın. Şimdi yağı cızırdayana kadar ısıtın.
2. Soğan ihale ve yarı saydam soteleyin. Sarımsak, biber, tuz ve karabiber ekleyin; yumuşayana kadar sotelemeye devam edin.
3. Şimdi, acı biber, kimyon, et suyu, domates ve fasulyeyi karıştırın.
4. Kapağı sabitleyin. "Manuel" modunu seçin ve Yüksek basınç altında 10 dakika pişirin. Pişirme işlemi tamamlandıktan sonra hızlı bırakma kullanın; kapağı dikkatlice çıkarın.
5. Biberleri altı servis kasesine bölün; taze kişniş ve tortilla cipsleri ile doldurun. Eğlence!

Geleneksel Rus Borsch

Hazırlama Süresi: 15 dakika

Porsiyon 4

Porsiyon Başına Besin Değerleri: 183 Kalori; 7.3g Yağ; 22.5g Karbonhidrat; 8.4g Proteini; 7.7g Şekerler

İçindekiler

- 1 ½ yemek kaşığı zeytinyağı
- 1/2 su bardağı soğan, doğranmış
- 2 diş sarımsak, preslenmiş
- Koşer tuzu ve öğütülmüş karabiber, tadı
- 1/2 pound patates, soyulmuş ve doğranmış
- 2 havuç, doğranmış
- 1/2 pound pancar, soyulmuş ve iri kıyılmış
- 2 yemek kaşığı kırmızı şarap sirkesi
- 1 domates, doğranmış
- 4 su bardağı sebze suyu
- 1/2 çay kaşığı kimyon tohumu
- 1/4 su bardağı taze dereotu, kabaca doğranmış

Talimatlar

1. Instant Pot'unuzu önceden ısıtmak için “Sote” düğmesine basın. Yağı ısıtın ve soğanları ve sarımsakları yumuşayana ve kokulu olana kadar pişirin.
2. Taze dereotu hariç kalan malzemeleri ekleyin.
3. Kapağı sabitleyin. “Manuel” modunu seçin ve Yüksek basınç altında 10 dakika pişirin. Pişirme işlemi tamamlandıktan sonra doğal bir salma kullanın; kapağı dikkatlice çıkarın.
4. Çorbayı doğranmış taze dereotu ile servis edin. Eğlence!

Kış Körili Lahana

Hazırlama Süresi: 20 dakika

Porsiyon 4

Porsiyon Başına Besin Değerleri: 223 Kalori; 8.2g Yağ; 33.8g Karbonhidrat; 7.6g Proteini; 15.1g Şekerler

İçindekiler

- 2 yemek kaşığı zeytinyağı
- 1 orta boy pırasa, doğranmış
- 2 diş sarımsak, ezilmiş
- 1 ½ kilo beyaz lahana, doğranmış
- 1 su bardağı sebze suyu
- 1 su bardağı domates, püresi
- 1 yaban havucu, doğranmış
- 2 havuç, doğranmış
- 2 sap kereviz, doğranmış
- 1 turp, doğranmış
- 1/2 yemek kaşığı taze limon suyu
- 1 çay kaşığı kuru fesleğen
- 1/2 çay kaşığı kuru dereotu
- 1 çay kaşığı öğütülmüş kişniş
- 1 çay kaşığı öğütülmüş zerdeçal
- 1 defne yaprağı
- Koşer tuzu ve öğütülmüş karabiber, tadı

- 1 (14 ons hindistan cevizi sütü olabilir

Talimatlar

1. Instant Pot'unuzu önceden ısıtmak için “Sote” düğmesine basın. Şimdi yağı ısıtın ve pırasaları ve sarımsağı yumuşayana ve kokulu olana kadar pişirin.
2. Daha sonra kalan malzemeleri ekleyin; iyice birleştirmek için karıştırın.
3. Kapağı sabitleyin. “Manuel” modunu seçin ve Yüksek basınç altında 12 dakika pişirin. Pişirme işlemi tamamlandıktan sonra doğal bir salma kullanın; kapağı dikkatlice çıkarın.
4. Çorba kaselerine alıp hemen servis yapın.

Şimdiye Kadarki En Kolay Humus

Hazırlama Süresi: 35 dakika

porsiyon 8

Porsiyon Başına Besin Değerleri: 186 Kalori; 7.7g Yağ; 22.8g Karbonhidrat; 7.6g Proteini; 4g Şekerler

İçindekiler

- 10 su bardağı su
- 3/4 pound kuru nohut, ıslatılmış
- 2 yemek kaşığı tahin
- 1/2 limon, suyu sıkılmış
- 1 çay kaşığı granül sarımsak
- Tuz ve karabiber, tatmak
- 1/3 çay kaşığı öğütülmüş kimyon
- 1/2 çay kaşığı acı biber
- 1/2 çay kaşığı kuru fesleğen
- 3 yemek kaşığı zeytinyağı

Talimatlar

1. Instant Pot'a su ve nohut ekleyin. Kapağı sabitleyin.
2. "Manuel" modunu seçin ve 25 dakika Yüksek basınç altında pişirin. Pişirme işlemi tamamlandıktan sonra doğal salma kullanın; kapağı dikkatlice çıkarın.
3. Şimdi nohutlarınızı suyunu bırakarak süzün. Nohutları bir mutfak robotuna aktarın. Tahin, limon suyu ve baharatları ekleyin.
4. Kremsi olana kadar püre haline getirin; Karışım pürüzsüz ve homojen olana kadar ayrılmış sıvı ve zeytinyağını yavaş yavaş dökün. Birkaç tutam acı biber serperek servis yapın. Afiyet olsun!

Shiitake Mantarlı Yeşil Fasulye

Hazırlama Süresi: 25 dakika

Porsiyon 4

Porsiyon Başına Besin Değerleri: 119 Kalori; 7.6g Yağ; 12.6g Karbonhidrat; 2.6g Proteini; 2.6g Şekerler

İçindekiler

- 2 su bardağı su
- 6 adet kurutulmuş shiitake mantarı
- 2 yemek kaşığı susam yağı
- 2 diş sarımsak, kıyılmış
- 1/2 su bardağı taze soğan, doğranmış
- 1 ½ pound yeşil fasulye, taze veya dondurulmuş (ve çözülmüş)
- 1/4 çay kaşığı öğütülmüş karabiber
- 1/2 çay kaşığı kırmızı pul biber, ezilmiş
- 1 defne yaprağı
- Deniz tuzu, tatmak

Talimatlar

1. "Sote" düğmesine basın ve suyu hızlı bir şekilde kaynatın; ısıdan çıkarın; kurutulmuş shiitake mantarlarını ekleyin.
2. Mantarların yeniden sulanması için 15 dakika bekletin. Sonra mantarları dilimler halinde kesin; mantar stoğu rezerve edin.
3. Instant Pot'u bir mutfak beziyle silin. Instant Pot'unuzu önceden ısıtmak için "Sote" düğmesine basın. Sıcakken susam yağını ısıtın.
4. Ardından, sarımsak ve yeşil soğanları ihale ve aromatik olana kadar soteleyin. Yeşil fasulye, karabiber, kırmızı biber, defne yaprağı, tuz, ayrılmış mantar ve et suyunu ekleyin; iyice birleştirmek için karıştırın.
5. Kapağı sabitleyin. "Manuel" modunu seçin ve Yüksek basınç altında 4 dakika pişirin. Pişirme işlemi tamamlandıktan sonra hızlı bırakma kullanın; kapağı dikkatlice çıkarın. Sıcak servis yapın.

Mercimek Chipotle Köri

Hazırlama Süresi:: 20 dakika

Porsiyon: 3

İçindekiler:

- 1 su bardağı kahverengi mercimek; yıkandı ve alındı
- 1/2 orta boy soğan; doğranmış.
- 1/2 orta boy dolmalık biber; doğranmış.
- 1/2 yemek kaşığı. kanola yağı
- adobo soslu 1 chipotle; tohumlanmış ve doğranmış.
- 1/4 su bardağı güneşte kurutulmuş domates; doğranmış.
- 1/2 çay kaşığı. kimyon
- 1 diş sarımsak; doğranmış.
- 1½ yemek kaşığı. biber tozu
- 1 kutu (1/4 oz. doğranmış domates
- 2 su bardağı sebze suyu
- Tuz; tatmak

Talimatlar:

1. Instant Pot'a soğan ve dolmalık biber ile yağ ekleyin ve 2 dakika pişirmek için *Sote*'yi seçin
2. Sarımsak ve biber tozunu karıştırın; sonra 1 dakika soteleyin.
3. Kalan tüm malzemeleri ekleyin ve kapağı sabitleyin
4. *Manuel* işlevinde 12 dakika yüksek basınçta pişirin.
5. Bip sesi geldiğinde; 10 dakika boyunca doğal salıverme yapın; ardından kalan buharı Hızlı bırakma ile serbest bırakın,
6. Kıyılmış kişniş ve rendelenmiş kaşar peyniri ile süsleyin, servis yapın.

Chorizo Pinto Fasulye

Hazırlama Süresi:: 52 dakika

Porsiyon: 3

İçindekiler:

- 1 su bardağı kuru barbunya
- 1/2 yemek kaşığı. yemeklik yağ
- 2 oz. kuru (İspanyolca chorizo
- 1/2 sarı soğan
- 1½ diş sarımsak
- 1 defne yaprağı
- 1/2 çay kaşığı. taze kırık biber
- 1½ su bardağı tavuk suyu
- 7½ oz. doğranmış domates olabilir

Talimatlar:

1. Instant Pot'a yağ, chorizo, sarımsak ve soğan ekleyin. *Sote* 5 dakika.
2. Fasulye, karabiber ve defne yaprağını karıştırın. 1 dakika pişirin ve ardından suyu ekleyin.
3. Kapağı kapatın ve sabitleyin. Basınç serbest bırakma kolunu sızdırmazlık konumuna çevirin.
4. *Manuel* işlevinde yüksek basınçla 35 dakika pişirin
5. Bip sesi geldiğinde; 20 dakika boyunca Doğal salıverme yapın.
6. Doğranmış domatesleri karıştırın ve *Sote* ayarında 7 dakika pişirin. Haşlanmış beyaz pirinç veya tortilla cipsi ile sıcak servis yapın.

Beyaz Fasulye Körisi

- Hazırlama Süresi:: 35 dakika
- Porsiyon: 6

İçindekiler:

- 1 libre beyaz fasulye; ıslatılmış ve durulanmış
- 1/2 çay kaşığı. kırmızı biber
- 1/2 çay kaşığı. öğütülmüş zerdeçal
- 1 - 2 çay kaşığı. tuz
- 1 defne yaprağı
- 6 su bardağı tuzsuz sebze suyu
- 1 yemek kaşığı. soğan tozu
- 2 çay kaşığı. sarımsak tozu

Talimatlar:

1. Tüm Malzemeleri Instant Pot'a ekleyin
2. Kapağı kapatın ve sabitleyin. Basınç serbest bırakma kolunu sızdırmazlık konumuna çevirin.
3. Varsayılan ayarlarda *Bean/Chili* işlevinde pişirin.
4. Bip sesi geldiğinde; 20 dakika Doğal salıverme yapın, Karıştırın ve haşlanmış beyaz pirinçle sıcak servis yapın

tavuk ve esmer pirinç

Hazırlama Süresi:: 43 dakika

Porsiyon: 6

İçindekiler:

- 2 libre tavuk budu; kemiksiz, derisiz
- 2 su bardağı kahverengi pirinç; çiğ
- 1 orta boy soğan
- 3 diş sarımsak
- 2 su bardağı bebek havuç
- 2 su bardağı kremalı mantar
- 1 yemek kaşığı. zeytin yağı
- 2¼ su bardağı tavuk suyu
- 1/8 çay kaşığı. tuz
- 1/8 çay kaşığı. öğütülmüş karabiber
- 10 oz. çorba; tavuk kreması, konserve, yoğunlaştırılmış
- 2 yemek kaşığı. Worcestershire sos
- 1 yemek kaşığı. taze kekik

Talimatlar:

1. Instant Pot'a yağ, sarımsak, sebze ve soğan ekleyin. *Sote* 2 dakika
2. Kalan tüm malzemeleri tencereye ekleyin. Üzerine tavuk parçalarını yerleştirin.

3. Kapağı kapatın ve sabitleyin. Basınç serbest bırakma kolunu sızdırmazlık konumuna çevirin.
4. 31 dakika boyunca yüksek basınçla *Manuel* işlevinde pişirin
5. Bip sesi geldiğinde; 7 dakika boyunca doğal salıverme yapın
6. Tavuğu çıkarın ve etini parçalayın. Eti pilava geri ekleyin, karıştırın ve sıcak servis yapın.

sebzeli pilav

Hazırlama Süresi:: 27 dakika

Porsiyon: 3

İçindekiler:

- 1 su bardağı basmati pirinci; durulanmış
- 3 yemek kaşığı. zeytin yağı
- 1/2 büyük soğan; küçük doğranmış
- 1/2 su bardağı yeşil dolmalık biber; doğranmış.
- 1/2 su bardağı havuç; doğranmış.
- 1/2 su bardağı yeşil soğan; doğranmış.
- 1 büyük diş sarımsak; ince doğranmış
- 1/2 su bardağı dondurulmuş bahçe bezelyesi
- 3/4 su bardağı sebze suyu
- Tuz; tatmak
- Karabiber; tatmak

Talimatlar:

1. Instant Pot'a yağı ve tüm sebzeleri ekleyin ve *7 dakika soteleyin*
2. Tereyağı hariç kalan tüm malzemeleri karıştırın.
3. Kapağı kapatın ve sabitleyin. Basınç serbest bırakma kolunu sızdırmazlık konumuna çevirin.
4. *Manuel* işlevinde yüksek basınçla 5 dakika pişirin
5. Bip sesi geldiğinde; 7 dakika Doğal salıverme yapın, Karıştırın ve sıcak servis yapın.

Maş Fasulyesi Köri

Hazırlama Süresi:: 35 dakika

Porsiyon: 4

İçindekiler:

- 1/2 su bardağı çiğ maş fasulyesi
- 1/2 su bardağı doğranmış soğan
- 1½ yemek kaşığı. yemeklik yağ
- 1 defne yaprağı
- 1 su bardağı sebze suyu
- 1/4 çay kaşığı. Zerdeçal
- 1/2 çay kaşığı. Kişniş tozu
- 1 çay kaşığı. biber tozu
- 1/2 yemek kaşığı. rendelenmiş sarımsak
- 1/4 yemek kaşığı. Rendelenmiş Zencefil
- 3/4 su bardağı su
- 1 su bardağı doğranmış bebek ıspanak
- Tuz; tatmak

Talimatlar:

1. Instant Pot'a yağ ve soğan ekleyin. *Sote* 5 dakika
2. Zencefil, sarımsak ezmesi ve defne yaprağını karıştırın. 1 dakika pişirin ve tüm baharatları ekleyin.
3. Tencereye maş fasulyesi, et suyu ve su ekleyin.

4. Kapağı kapatın ve sabitleyin. Basınç serbest bırakma kolunu sızdırmazlık konumuna çevirin.
5. *Manuel* işlevinde yüksek basınçla 15 dakika pişirin
6. Bip sesi geldiğinde; 20 dakika boyunca doğal salıverme yapın
7. Ispanağı karıştırın ve *Sote* ayarında 3 dakika pişirin. Haşlanmış beyaz pirinç ile sıcak servis yapın,

Meksika Pirinci

Hazırlama Süresi:: 21 dakika

Porsiyon: 3

İçindekiler:

- 1 su bardağı uzun taneli beyaz pirinç
- 1 yemek kaşığı. Avokado yağı
- 1/4 su bardağı soğan; doğranmış.
- 2 diş sarımsak; ince doğranmış.
- 1/2 çay kaşığı. tuz
- 2 yemek kaşığı. ezilmiş domatesler
- 2 yemek kaşığı. Kişniş; doğranmış.
- 2 yemek kaşığı. güneşte kurutulmuş domatesler
- 2 su bardağı tavuk suyu
- 1/4 çay kaşığı. kimyon
- 1/4 çay kaşığı. sarımsak tozu
- 1/4 çay kaşığı. füme Kırmızı Biber

Talimatlar:

1. Instant Pot'a yağ, soğan ve sarımsak ekleyin. *3 dakika soteleyin*.
2. Pirinçle karıştırın ve soğanla iyice karıştırın.
3. Kalan tüm malzemeleri tencereye ekleyin.
4. Kapağı kapatın ve sabitleyin. Basınç serbest bırakma kolunu sızdırmazlık konumuna çevirin
5. *Manuel* fonksiyonunda yüksek basınçla 8 dakika pişirin.
6. Bip sesi geldiğinde; Doğal salıverme yapın, Karıştırın ve sıcak servis yapın.

Bezelye ve Mısır Pirinç

Hazırlama Süresi:: 13 dakika

Porsiyon: 3

İçindekiler:

- 1/2 su bardağı dondurulmuş bahçe bezelyesi
- 1 su bardağı basmati pirinci; durulanmış
- 1½ yemek kaşığı. zeytin yağı
- 1/2 büyük soğan; küçük doğranmış
- Tuz; tatmak
- 1½ yemek kaşığı. doğranmış kişniş sapları
- 1 büyük diş sarımsak; ince doğranmış
- 1/2 çay kaşığı. Zerdeçal tozu
- 1/2 su bardağı dondurulmuş tatlı mısır taneleri
- 3/4 su bardağı tavuk suyu
- 1 kaşık tereyağı

Talimatlar:

1. Instant Tencereye sıvı yağ ve soğanları ekleyip *5 dakika soteleyin*
2. Tereyağı hariç kalan tüm malzemeleri karıştırın
3. Kapağı kapatın ve sabitleyin. Basınç serbest bırakma kolunu sızdırmazlık konumuna çevirin.
4. *Manuel* işlevinde yüksek basınçla 3 dakika pişirin
5. Bip sesi geldiğinde; 7 dakika boyunca Doğal bir serbest bırakma yapın.
6. Tereyağını katıp pirincin içinde erimesini sağlayın, Sıcak servis yapın.

Mercimek Risotto

Hazırlama Süresi:: 30 dakika

Porsiyon: 2

İçindekiler:

- 1/2 su bardağı kuru mercimek; gece boyunca ıslatılmış
- 1 diş sarımsak; hafifçe ezilmiş
- 2 su bardağı sebze suyu
- 1/2 yemek kaşığı. zeytin yağı
- 1/2 orta boy soğan; doğranmış.
- 1/2 kereviz sapı; doğranmış.
- 1 dal maydanoz; doğranmış.
- 1/2 su bardağı Arborio (kısa taneli İtalyan pirinci

Talimatlar:

1. Instant Tencereye sıvı yağ ve soğanları ekleyip 5 dakika *Soteleyin*.
2. Kalan tüm malzemeyi Instant Pot'a ekleyin.
3. Kapağı kapatın ve sabitleyin. Basınç serbest bırakma kolunu sızdırmazlık konumuna çevirin
4. *Manuel* işlevinde yüksek basınçla 15 dakika pişirin
5. Bip sesi geldiğinde; 20 dakika boyunca doğal salma yapın, Karıştırın ve haşlanmış beyaz pirinç ile sıcak servis yapın

kişnişli pilav

Hazırlama Süresi:: 21 dakika

Porsiyon: 6

İçindekiler:

- 1⅓ fincan beyaz pirinç
- 1/2 yemek kaşığı. Tereyağı
- 1/2 sarı soğan; doğranmış
- 1 diş sarımsak; kıyılmış
- 2 su bardağı su
- 1/2 yemek kaşığı. Tavuk bulyonu
- 1/2 su bardağı bezelye
- 1/2 çay kaşığı. kimyon
- 2 oz. yeşil biber olabilir
- 1/4 demet kişniş; doğranmış.
- 3/4 çay kaşığı. taze limon suyu
- Tuz; tatmak

Talimatlar:

1. Instant Pot'a yağ, soğan ve sarımsak ekleyin ve *4 dakika soteleyin*.
2. Kalan tüm malzemeleri tencereye ekleyin
3. Kapağı kapatın ve sabitleyin. Basınç serbest bırakma kolunu sızdırmazlık konumuna çevirin
4. *Manuel* fonksiyonunda yüksek basınçla 7 dakika pişirin.
5. Bip sesi geldiğinde; Doğal bir serbest bırakma yapın ve hazır tencere kapağını açın. Taze kişniş ile süsleyin ve servis yapın.

Bademli Risotto

Hazırlama Süresi:: 15 dakika

Porsiyon: 3

İçindekiler:

- 1/2 su bardağı Arborio (kısa taneli İtalyan pirinci
- 2 su bardağı vanilyalı badem sütü
- 2 yemek kaşığı. agavi şurubu
- 1 çay kaşığı. vanilya özü
- 1/4 su bardağı kızarmış badem gevreği

Talimatlar:

1. Tüm Malzemeleri Instant Pot'a ekleyin.
2. Kapağı kapatın ve sabitleyin. Basınç serbest bırakma kolunu sızdırmazlık konumuna çevirin
3. *Manuel* işlevinde yüksek basınçla 5 dakika pişirin
4. Bip sesi geldiğinde; 20 dakika doğal salıverin, badem gevreği ile süsleyin ve servis yapın.

Siyah Fasulyeli Burrito

Hazırlama Süresi:: 22 dakika

Porsiyon: 4

İçindekiler:

- 1/2 yemek kaşığı. zeytin yağı
- 1/2 küçük soğan; doğranmış
- 1/2 siyah fasulye olabilir; durulanmış
- 1/2 su bardağı uzun taneli beyaz pirinç; pişmemiş
- 1/2 su bardağı salsa
- 1 su bardağı tavuk suyu
- 1/2 diş sarımsak; kıyılmış
- 1/2 çay kaşığı. biber tozu
- 1/4 çay kaşığı. koşer tuzu
- 3/4 libre kemiksiz; 1 inçlik parçalar halinde kesilmiş derisiz tavuk budu
- 2 yemek kaşığı. Kıyılmış silantro
- 2 yemek kaşığı. Çedar peyniri

Talimatlar:

1. Instant Pot'a soğan ve sarımsaklı yağı ekleyin ve 2 dakika pişirmek için *Sote*'yi seçin.
2. Kalan tüm malzemeleri ekleyin ve kapağı sabitleyin.
3. *Manuel* işlevinde 10 dakika yüksek basınçta pişirin
4. Bip sesi geldiğinde; 10 dakika boyunca Doğal salıverme yapın; ardından kalan buharı a Hızlı bırakma ile serbest bırakın
5. Kıyılmış kişniş ve rendelenmiş Cheddar ile süsleyin. Servis.

Kırmızı Fasulye Köri

Hazırlama Süresi:: 34 dakika

Porsiyon: 4

İçindekiler:

- 1/2 su bardağı çiğ kırmızı fasulye
- 1½ yemek kaşığı. yemeklik yağ
- 1/2 su bardağı doğranmış soğan
- 1 defne yaprağı
- 1/2 yemek kaşığı. rendelenmiş sarımsak
- 1/4 yemek kaşığı. Rendelenmiş Zencefil
- 3/4 su bardağı su
- 1 su bardağı taze domates püresi
- 1/2 yeşil biber; ince doğranmış.
- 1/4 çay kaşığı. Zerdeçal
- 1/2 çay kaşığı. Kişniş tozu
- 1 çay kaşığı. biber tozu
- 1 su bardağı doğranmış bebek ıspanak
- Tuz; tatmak
- 1/2 su bardağı taze kişniş

Talimatlar:

1. Instant Pot'a yağ ve soğan ekleyin. *Sote* 5 dakika
2. Zencefil, sarımsak ezmesi, yeşil biber ve defne yaprağını karıştırın. 1 dakika pişirin ve tüm baharatları ekleyin.
3. Tencereye kırmızı fasulye, domates püresi ve su ekleyin.
4. Kapağı kapatın ve sabitleyin. Basınç serbest bırakma kolunu sızdırmazlık konumuna çevirin.
5. *Manuel* işlevinde yüksek basınçla 15 dakika pişirin
6. Bip sesi geldiğinde; 20 dakika boyunca Doğal bir serbest bırakma yapın
7. Ispanağı karıştırın ve *Sote* ayarında 3 dakika pişirin. Haşlanmış beyaz pirinç ile sıcak servis yapın

nohutlu pilav

Hazırlama Süresi:: 48 dakika

Porsiyon: 8

İçindekiler:

- 4½ bardak kahverengi pirinç; durulanmış ve süzülmüş
- 1/2 su bardağı nohut; batırılmış
- 8 pastırma şeridi; doğranmış.
- 4 yemek kaşığı. yemeklik yağ
- 2 soğan; kıyılmış
- 6 su bardağı sebze suyu
- 1/2 su bardağı doğranmış kişniş

Talimatlar:

1. Instant Pot'a yağ ve soğan ekleyin. *Sote* 3 dakika
2. Pastırmada karıştırın. 5 dakika soteleyin
3. Kalan tüm malzemeleri tencereye ekleyin.
4. Kapağı kapatın ve sabitleyin. Basınç serbest bırakma kolunu sızdırmazlık konumuna çevirin.
5. *Manuel* işlevinde yüksek basınçla 30 dakika pişirin
6. Bip sesi geldiğinde; Doğal salıverme yapın ve hazır tencere kapağını açın. Karıştırın ve sıcak servis yapın.

rezene Risotto

Hazırlama Süresi:: 29 dakika

Porsiyon: 3

İçindekiler:

- 1/4 orta boy rezene; doğranmış
- 1/2 orta boy kahverengi soğan; ince doğranmış
- 1 yemek kaşığı. zeytin yağı
- 1/4 demet kuşkonmaz; doğranmış
- 1/4 çay kaşığı. tuz
- 1 diş sarımsak; doğranmış.
- 1 su bardağı Arborio risotto pirinci
- 1 su bardağı sebze suyu
- 1 su bardağı tavuk suyu
- 1 yemek kaşığı. Tereyağı
- 3 yemek kaşığı. Beyaz şarap
- 1/4 limon kabuğu rendesi
- 1/4 su bardağı rendelenmiş Parmesan peyniri

Talimatlar:

1. Instant Pot'a yağ, soğan, rezene ve kuşkonmaz ekleyin ve *4 dakika soteleyin*.

2. Kalan tüm malzemeleri (peynir hariç) tencereye ekleyin.
3. Kapağı kapatın ve sabitleyin. Basınç serbest bırakma kolunu sızdırmazlık konumuna çevirin
4. *Manuel* fonksiyonunda yüksek basınçla 10 dakika pişirin.
5. Bip sesi geldiğinde; Doğal bir serbest bırakma yapın ve hazır tencere kapağını açın. Peyniri karıştırıp servis yapın.

Siyah Fasulye Sosu

Hazırlama Süresi:: 35 dakika

Porsiyon: 6

İçindekiler:

- 1 libre siyah fasulye; sıralanır ve durulanır
- 1/2 çay kaşığı. kırmızı biber
- 1/2 çay kaşığı. öğütülmüş zerdeçal
- 6 su bardağı tuzsuz sebze suyu
- 1 yemek kaşığı. soğan tozu
- 2 çay kaşığı. sarımsak tozu
- 1 çay kaşığı. tuz
- 1 defne yaprağı

Talimatlar:

1. Tüm Malzemeleri Instant Pot'a ekleyin.
2. Kapağı kapatın ve sabitleyin. Basınç serbest bırakma kolunu sızdırmazlık konumuna çevirin
3. Varsayılan ayarlarda *Beans/Chili* işlevinde pişirin.
4. Bip sesi geldiğinde; 20 dakika boyunca doğal salma yapın, Karıştırın ve haşlanmış beyaz pirinç ile sıcak servis yapın

mantarlı risotto

Hazırlama Süresi:: 30 dakika

Porsiyon: 2

İçindekiler:

- 1/2 su bardağı kremalı mantar; dilimlenmiş
- 1/2 su bardağı Arborio (kısa taneli İtalyan pirinci
- 1/2 yemek kaşığı. zeytin yağı
- 1/2 orta boy soğan; doğranmış.
- 1 diş sarımsak; hafifçe ezilmiş
- 2 su bardağı sebze suyu
- 1/2 kereviz sapı; doğranmış.
- 1 dal maydanoz; doğranmış.

Talimatlar:

1. Instant Tencereye sıvı yağ ve soğanları ekleyip *5 dakika soteleyin*
2. Kalan tüm Malzemeyi Instant Pot'a ekleyin.
3. Kapağı kapatın ve sabitleyin. Basınç serbest bırakma kolunu sızdırmazlık konumuna çevirin
4. *Manuel* işlevinde yüksek basınçla 15 dakika pişirin
5. Bip sesi geldiğinde; 20 dakika Doğal salıverme yapın, Karıştırın ve haşlanmış beyaz pirinçle sıcak servis yapın.

Mercimek Ispanaklı Güveç

Hazırlama Süresi:: 34 dakika

Porsiyon: 4

İçindekiler:

- 1 su bardağı doğranmış bebek ıspanak
- 1/2 su bardağı çiğ mercimek
- 1½ yemek kaşığı. yemeklik yağ
- 1/2 su bardağı doğranmış soğan
- 1 defne yaprağı
- 1/2 yemek kaşığı. rendelenmiş sarımsak
- 1/4 yemek kaşığı. Rendelenmiş Zencefil
- 3/4 su bardağı su
- 1 su bardağı taze domates püresi
- 1/2 yeşil biber; ince doğranmış.
- 1/4 çay kaşığı. Zerdeçal
- 1/2 çay kaşığı. Kişniş tozu
- 1 çay kaşığı. biber tozu
- Tuz; tatmak
- 1/2 su bardağı taze kişniş

Talimatlar:

1. Instant Pot'a yağ ve soğan ekleyin. *Sote* 5 dakika.
2. Zencefil, sarımsak ezmesi ve defne yaprağını karıştırın. 1 dakika pişirin ve tüm baharatları ekleyin.
3. Tencereye mercimek, domates püresi ve suyu ekleyin.
4. Kapağı kapatın ve sabitleyin. Basınç serbest bırakma kolunu sızdırmazlık konumuna çevirin.
5. *Manuel* fonksiyonunda yüksek basınçla 15 dakika pişirin.
6. Bip sesi geldiğinde; 20 dakika boyunca doğal salıverme yapın
7. Ispanağı karıştırın ve *Sote* ayarında 3 dakika pişirin. Haşlanmış beyaz pirinç ile sıcak servis yapın

Chorizo Kırmızı Fasulye

Hazırlama Süresi:: 52 dakika

Porsiyon: 3

İçindekiler:

- 1 su bardağı kırmızı fasulye; ıslatılmış ve durulanmış
- taze çekilmiş biber
- 1/2 yemek kaşığı. yemeklik yağ
- 2 oz. kuru (İspanyolca chorizo
- 1/2 sarı soğan
- 1½ diş sarımsak
- 1 defne yaprağı
- 1½ su bardağı azaltılmış sodyum tavuk suyu
- 7½ oz. doğranmış domates olabilir

Tavuk Mantarlı Stok Tarif

Hazırlama Süresi: 66 dakika

Porsiyon: 8

İçindekiler:

- 1 su bardağı kremalı mantar; doğranmış
- 2½ lb. tavuk (sadece kemikler
- 1 çay kaşığı. kurutulmuş defne yaprağı
- 1/2 çay kaşığı. Beyaz biber
- 8 su bardağı su
- 1/2 çay kaşığı. bütün karabiber
- 1 pırasa; ince doğranmış.
- 1 küçük soğan; soyulmamış ve yarıya
- 1 çay kaşığı. koşer tuzu

Talimatlar:

1. Suyu hazır tencereye dökün.
2. Tüm malzemeleri suya koyun.
3. Hazır kap kapağını kapatın ve basınç serbest bırakma kolunu *mühürlü* konuma çevirin.
4. *Manuel* işlevini seçin, yüksek basınca ayarlayın ve zamanlayıcıyı 60 dakikaya ayarlayın
5. Bip sesi geldiğinde; *Doğal Bırakın* Buharı 10 dakika bekletin ve hazır tencere kapağını açın
6. Hazırlanan harcı bir süzgeçten süzün ve tüm katıları atın, Yüzeydeki tüm yağları süzün ve sıcak servis yapın.

Deniz Ürünleri Bamya Stok Tarifi

Hazırlama Süresi: 66 dakika

Porsiyon: 8

İçindekiler:

- 1/2 lb yengeç kabukları
- 1/2 lb. karides kabukları
- 6 su bardağı soğuk su
- 1 bardak kuru beyaz şarap
- 1 küçük soğan; dörde bölünmüş
- 1 somon başı
- 1 defne yaprağı
- 3 dal taze kekik
- 5 tane karabiber
- 2 diş sarımsak
- 1 havuç; doğranmış

Talimatlar:

1. Yağlı somon başını, yengeç kabuklarını ve karides kabuklarını hazır tencereye koyun ve 5 dakika *Soteleyin*
2. Suyu hazır tencereye dökün.
3. Kalan tüm malzemeleri suya ekleyin.
4. Hazır kap kapağını kapatın ve basınç serbest bırakma kolunu *mühürlü* konuma çevirin.
5. *Manuel* işlevini seçin, yüksek basınca ayarlayın ve zamanlayıcıyı 48 dakikaya ayarlayın
6. Bip sesi geldiğinde; *Doğal Serbest Bırakma* Buharı 10 dakika bekletin ve hazır tencerenin kapağını açın.
7. Hazırlanan suyu bir süzgeçten süzün ve tüm katıları atın, Yüzeydeki tüm yağları süzün ve sıcak servis yapın.

Domates ve Yengeç Stok Tarifi

Hazırlama Süresi: 1 saat 30 dakika

Porsiyon: 8

İçindekiler:

- 2 libre yengeç kabukları
- 2 yemek kaşığı. salça
- 1 soğan; kaba doğrama – cilt üzerinde
- 4 diş sarımsak
- 1 çay kaşığı. Karabiber
- 1 çay kaşığı. maydanoz gevreği
- 2 defne yaprağı
- 1 su bardağı havuç; kaba doğrama
- 2 sap kereviz; kaba doğrama
- 4 dal taze kekik
- 10 su bardağı su

Talimatlar:

1. Yağlı yengeç kabuklarını ve sebzeleri hazır tencereye koyun ve 5 dakika *Sote*
2. Suyu hazır tencereye dökün.
3. Kalan tüm malzemeleri suya ekleyin.
4. Hazır kap kapağını kapatın ve basınç serbest bırakma kolunu *mühürlü* konuma çevirin.
5. *Manuel* işlevini seçin, yüksek basınca ayarlayın ve zamanlayıcıyı 80 dakikaya ayarlayın
6. Bip sesi geldiğinde; *Doğal Serbest Bırakma* Buharı 10 dakika bekletin ve hazır tencerenin kapağını açın.
7. Hazırlanan stoğu bir süzgeçten süzün ve tüm katıları atın, servis yapın.

Balık Hamsi Stok Tarifi

Hazırlama Süresi: 25 dakika

Porsiyon: 8

İçindekiler:

- 2 oz. kurutulmuş hamsi
- 1/2 çay kaşığı. bütün karabiber
- 8 su bardağı su
- 1 kereviz sapı; üçe bölünmüş
- 6 küçük parça kombu
- 1 çay kaşığı. koşer tuzu

Talimatlar:

1. Suyu hazır tencereye dökün.
2. Tüm malzemeleri suya koyun.
3. Hazır kap kapağını kapatın ve basınç serbest bırakma kolunu *mühürlü* konuma çevirin.
4. *Manuel* işlevini seçin. Yüksek basınca ayarlayın ve zamanlayıcıyı 20 dakikaya ayarlayın
5. Bip sesi geldiğinde; *Doğal Serbest Bırakma* Buharı 10 dakika bekletin ve hazır tencerenin kapağını açın.
6. Hazırlanan suyu bir süzgeçten süzün ve tüm katıları atın, Yüzeydeki tüm yağları süzün ve sıcak servis yapın.

Domates Fesleğen Sosu Tarifi

Hazırlama Süresi: 20 dakika

Porsiyon: 8

İçindekiler:

- 8 lb. Romas domatesleri; doğranmış
- 1 su bardağı doğranmış taze fesleğen
- 2 yemek kaşığı. tuz
- 1 yemek kaşığı. biber
- 1 yemek kaşığı. sarımsak tozu
- 3 yemek kaşığı. İtalyan baharatı
- 4 yemek kaşığı. zeytin yağı
- 1/2 diş sarımsak; kıyılmış
- 2 soğan; doğranmış
- 1/2 çay kaşığı. ezilmiş biber
- 2 defne yaprağı

Talimatlar:

1. Yağı hazır tencereye dökün ve *Sote* fonksiyonunu seçin.
2. Sarımsak ve soğanı yağa ekleyin ve 5 dakika karıştırarak kızartın.
3. Şimdi kalan tüm malzemeleri ekleyin; anlık tencereye fesleğen hariç.

4. Hazır kap kapağını kapatın ve basınç serbest bırakma kolunu *mühürlü* konuma çevirin.
5. *Manuel* işlevini seçin; yüksek basınca ayarlayın ve zamanlayıcıyı 10 dakikaya ayarlayın
6. Bip sesi geldiğinde; Buharı *Hızlı Bırakın* ve hazır tencere kapağını açın.
7. İyice karıştırın; defne yapraklarını çıkarın ve fesleğeni sosa ekleyin, servis yapın

Barbekü Sosu Tarifi

Hazırlama Süresi: 23 dakika

Porsiyon: 5

İçindekiler:

- 2 yemek kaşığı. Susam tohumu yağı
- 2 çay kaşığı. acı sos
- 2 orta boy soğan; kabaca doğranmış.
- 1/2 su bardağı beyaz sirke
- 1 çay kaşığı. granül sarımsak
- 2 çay kaşığı. Sıvı duman
- 1/4 çay kaşığı. karanfil
- 1/4 çay kaşığı. Kimyon tozu
- 1 su bardağı domates püresi
- 1 su bardağı su
- 1/2 bardak bal
- 1½ su bardağı çekirdeksiz kuru erik
- 2 çay kaşığı. Deniz tuzu

Talimatlar:

1. Tencereye yağı, soğanı ve sarımsağı koyup *3 dakika soteleyin*,
2. Tüm Malzemeler Karıştırın ve İyice Karıştırın
3. Hazır kap kapağını kapatın ve basınç serbest bırakma kolunu *mühürlü* konuma çevirin.

4. *Manuel* işlevini seçin, yüksek basınca ayarlayın ve zamanlayıcıyı 10 dakikaya ayarlayın
5. Bip sesi geldiğinde; Buharı *Hızlı Bırakın* ve hazır tencere kapağını açın.
6. Sosu bir karıştırıcıya aktarın ve pürüzsüz bir karışım elde etmek için iyice karıştırın. Hemen kullanın veya daha sonra kullanmak üzere bir şişede saklayın.

Mantar ve Mısır Stok Tarifi

Hazırlama Süresi: 20 dakika

Porsiyon: 8

İçindekiler:

- 4 büyük mantar; doğranmış
- 2 koçan mısır
- 1 kereviz sapı; üçe bölünmüş
- 1 çay kaşığı. Zencefil; rendelenmiş
- 8 su bardağı su
- 1 dal taze maydanoz
- 1/2 çay kaşığı. bütün karabiber
- 1 küçük soğan; soyulmamış ve yarıya
- 1 çay kaşığı. kurutulmuş defne yaprağı
- 1/2 çay kaşığı. zerdeçal
- 1 çay kaşığı. koşer tuzu

Talimatlar:

1. Suyu hazır tencereye dökün.
2. Tüm malzemeleri suya ekleyin
3. Hazır kap kapağını kapatın ve basınç serbest bırakma kolunu *mühürlü* konuma çevirin.
4. *Manuel* işlevini seçin ve yüksek basınca ayarlayın, Süreyi 15 dakikaya ayarlayın
5. Bip sesi geldiğinde; *Doğal Serbest Bırakma* Buharı 10 dakika bekletin ve hazır tencerenin kapağını açın.
6. Hazırlanan stoğu bir süzgeçten süzün ve tüm katıları atın, Sıcak servis yapın.

Portakallı Ahududulu Sos

Porsiyon: 30

Pişirme Süresi: 5 dakika

İçindekiler:

- 12 oz kızılcık
- ½ çay kaşığı portakal kabuğu rendesi
- 1 su bardağı şeker
- 1 su bardağı portakal suyu

Talimatlar:

1. Tüm malzemeleri hızlı tencereye ekleyin ve iyice karıştırın.
2. Tencereyi kapakla kapatın ve 5 dakika yüksek ateşte pişirin.
3. Kapağı açmak yerine hızlı serbest bırakma yöntemini kullanarak basıncı serbest bırakın.
4. Tamamen soğumaya bırakın, sonra saklayın.
5. Porsiyon Başına Besin Değerleri:
6. Kalori: 35; Karbonhidratlar: 8.6g; Protein: 0.1g; Yağ: 0g; Şeker: 7.8g; Sodyum: 0mg

Elma Kızılcık Sosu

Porsiyon: 8

Pişirme Süresi: 10 dakika

İçindekiler:

- 1 elma, soyulmuş, özlü ve doğranmış
- ½ su bardağı akçaağaç şurubu
- ½ fincan elma şarabı
- 1 portakal kabuğu rendesi
- 1 portakal suyu
- 12 oz taze kızılcık, durulanmış

Talimatlar:

1. Tüm malzemeleri hızlı tencereye ekleyin ve iyice karıştırın.
2. Tencereyi kapakla kapatın ve 5 dakika yüksek ateşte pişirin.
3. Basıncı 5 dakika boyunca doğal olarak serbest bırakmaya bırakın, ardından hızlı serbest bırakma yöntemini kullanarak bırakın.
4. Tamamen soğumaya bırakın ve saklayın.

Porsiyon Başına Besin Değerleri:

Kalori: 101; Karbonhidratlar: 23.9g; Protein: 0.2g; Yağ: 0.1g; Şeker: 18.8g; Sodyum: 3mg

Biberiye Kızılcık Elma Sosu

Porsiyon: 16

Pişirme Süresi: 5 dakika

İçindekiler:

- 2 kilo elma, çekirdekleri çıkarılmış ve küp küp doğranmış
- 2 yemek kaşığı akçaağaç şurubu
- 1 taze biberiye sapı
- 1 bardak elma şarabı
- 12 oz kızılcık

Talimatlar:

1. Tüm malzemeleri hızlı tencereye ekleyin ve iyice karıştırın.
2. Tencereyi kapakla kapatın ve 5 dakika yüksek ateşte pişirin.
3. Kapağı açmak yerine hızlı serbest bırakma yöntemini kullanarak basıncı serbest bırakın.
4. Biberiyeyi sostan çıkarın ve istenen kıvamı elde edene kadar ezici püre kullanın.
5. Tamamen soğumaya bırakın, sonra saklayın.

Porsiyon Başına Besin Değerleri:

Kalori: 40; Karbonhidratlar: 9.3g; Protein: 0.1g; Yağ: 0.1g; Şeker: 6.9g; Sodyum: 1 mg

Elmalı Çilek Sosu

Porsiyon: 15

Pişirme Süresi: 19 dakika

İçindekiler:

- 6 elma, soyulmuş, özlü ve doğranmış
- ¼ su bardağı şeker
- 1 armut, soyulmuş, özlü ve doğranmış
- 2 yemek kaşığı taze limon suyu
- ¼ çay kaşığı tarçın
- 2 su bardağı çilek

Talimatlar:

1. Tüm malzemeleri hızlı tencereye ekleyin ve iyice karıştırın.
2. Tencereyi kapakla kapatın ve 4 dakika yüksek ateşte pişirin.
3. Basıncı 15 dakika boyunca doğal olarak serbest bırakmaya bırakın, ardından hızlı serbest bırakma yöntemini kullanarak bırakın.
4. İstenilen kıvama gelinceye kadar sosu ezici kullanarak ezin.
5. Tamamen soğumaya bırakın ve saklayın.

Porsiyon Başına Besin Değerleri:

Kalori: 71; Karbonhidratlar: 18.6g; Protein: 0.4g; Yağ: 0.3g; Şeker: 14.5g; Sodyum: 2mg

Kabak Elma Tarçın Sosu

Porsiyon: 8

Pişirme Süresi: 10 dakika

İçindekiler:

- 2 ½ lb elma, soyulmuş, özlü ve doğranmış
- 2/3 su bardağı su
- 2 ½ yemek kaşığı esmer şeker
- 1 ½ çay kaşığı tarçın
- 2/3 su bardağı kabak püresi

Talimatlar:

1. Tüm malzemeleri hızlı tencereye ekleyin ve iyice karıştırın.
2. Tencereyi kapakla kapatın ve 5 dakika yüksek ateşte pişirin.
3. Basıncı 5 dakika boyunca doğal olarak serbest bırakmaya bırakın, ardından hızlı serbest bırakma yöntemini kullanarak bırakın.
4. Tamamen soğumaya bırakın ve bir kavanoza aktarın.
5. Buzdolabında saklayın.

Porsiyon Başına Besin Değerleri:

Kalori: 55; Karbonhidratlar: 14.4g; Protein: 0.4g; Yağ: 0.2g; Şeker: 10.7g; Sodyum: 3mg

tavuk kemik suyu

Porsiyon: 4

Pişirme Süresi: 70 dakika

İçindekiler:

- 1 tavuk kemiği
- 6 su bardağı su
- ¼ bardak elma sirkesi
- 1 yemek kaşığı deniz tuzu

Talimatlar:

1. Tüm malzemeleri hazır tencereye ekleyin.
2. Tencereyi kapaklı kapatın ve manuel modda 60 dakika pişirin.
3. 10 dakika boyunca doğal olarak basıncın serbest bırakılmasına izin verin, ardından hızlı serbest bırakma yöntemini kullanarak bırakın.
4. Et suyunu süzün ve saklayın.

Porsiyon Başına Besin Değerleri:

Kalori: 38; Karbonhidratlar: 0.9g; Protein: 4.9g; Yağ: 1.4g; Şeker: 0.7g; Sodyum: 763mg

Kalan Türkiye Stoku

Porsiyon: 4

Pişirme Süresi: 70 dakika

İçindekiler:

- 1 lb arta kalan hindi leşi
- 6 su bardağı su
- 2 diş sarımsak
- 1 su bardağı havuç, dilimlenmiş
- 1 su bardağı kereviz, dilimlenmiş
- 1 su bardağı soğan, doğranmış

Talimatlar:

1. Tüm malzemeleri hazır tencereye ekleyin.
2. Tencereyi kapaklı kapatın ve manuel modda 60 dakika pişirin.
3. 10 dakika boyunca doğal olarak basıncın serbest bırakılmasına izin verin, ardından hızlı serbest bırakma yöntemini kullanarak bırakın.
4. Stoku süzün ve saklayın.

Porsiyon Başına Besin Değerleri:

Kalori: 10; Karbonhidratlar: 0.9g; Protein: 2g; Yağ: 0g; Şeker: 0.9g; Sodyum: 990mg

Bolonez Sosu

Porsiyon: 4

Pişirme Süresi: 8 dakika

İçindekiler:

- 1 kilo dana kıyma
- 1 ½ çay kaşığı sarımsak, kıyılmış
- 3 yemek kaşığı taze maydanoz, doğranmış
- 14 oz marinara sosu

Talimatlar:

1. Tüm malzemeleri hızlı tencereye ekleyin ve iyice karıştırın.
2. Tencereyi kapakla kapatın ve 8 dakika yüksek ateşte pişirin.
3. Kapağı açmak yerine hızlı serbest bırakma yöntemini kullanarak basıncı serbest bırakın.
4. İyice karıştırın ve servis yapın.

Porsiyon Başına Besin Değerleri:

Kalori: 300; Karbonhidratlar: 14.2g; Protein: 36.3g; Yağ: 9.8g; Şeker: 8.8g; Sodyum: 483mg

Baharatlı Dana Eti

Porsiyon: 6

Pişirme Süresi: 45 dakika

İçindekiler:

- 2 kilo dana kemiği
- ½ çay kaşığı kırmızı pul biber
- 2 çay kaşığı acı biber
- 3 yemek kaşığı kırmızı şarap sirkesi
- ¼ fincan soğan, doğranmış
- ¼ fincan kereviz, doğranmış
- ¼ fincan kereviz sapı, doğranmış
- 3 diş sarımsak
- 3 acı biber
- 1 tatlı kaşığı tuz

Talimatlar:

1. Tüm malzemeleri tencereye ekleyin ve üzerini geçecek kadar su dökün.
2. Tencereyi kapakla kapatın ve 35 dakika yüksek ateşte pişirin.
3. 10 dakika boyunca doğal olarak basıncın serbest bırakılmasına izin verin, ardından hızlı serbest bırakma yöntemini kullanarak bırakın.
4. Stokları süzün ve saklayın.

Porsiyon Başına Besin Değerleri:

Kalori: 17; Karbonhidratlar: 1.7g; Protein: 2g; Yağ: 0.4g; Şeker: 0.6g; Sodyum: 396mg

Tavuk Kekik Suyu

Porsiyon: 4

Pişirme Süresi: 35 dakika

İçindekiler:

- 2 kilo tavuk boynu
- 1 tatlı kaşığı karabiber
- 1 tatlı kaşığı kuru kekik
- ½ su bardağı taze maydanoz, doğranmış
- 2 tavuk budu
- 2 çay kaşığı deniz tuzu

Talimatlar:

1. Tüm malzemeleri tencereye ekleyin ve üzerini geçecek kadar su dökün.
2. Tencereyi kapakla kapatın ve 25 dakika yüksek ateşte pişirin.
3. 10 dakika boyunca doğal olarak basıncın serbest bırakılmasına izin verin, ardından hızlı serbest bırakma yöntemini kullanarak bırakın.
4. Stokları süzün ve saklayın.

Porsiyon Başına Besin Değerleri:

Kalori: 12; Karbonhidratlar: 1g; Protein: 0.8g; Yağ: 0.6g; Şeker: 0.1g; Sodyum: 941mg

Baharatlı Kuzu Eti

Porsiyon: 5

Pişirme Süresi: 6 saat 10 dakika

İçindekiler:

- 2 kilo kuzu kemiği
- ½ çay kaşığı beyaz biber
- 1 tatlı kaşığı kırmızı pul biber
- 2 tatlı kaşığı pul biber
- ¼ fincan kırmızı şarap sirkesi
- ¼ fincan kereviz, doğranmış
- 5 diş sarımsak
- 1 soğan, dilimlenmiş
- 1 tatlı kaşığı tuz

Talimatlar:

1. Tüm malzemeleri hızlı tencereye ekleyin ve üzerini örtecek kadar su dökün.
2. Tencereyi kapaklı kapatın ve 6 saat yavaş pişirme modunda pişirin.
3. 10 dakika boyunca doğal olarak basıncın serbest bırakılmasına izin verin, ardından hızlı serbest bırakma yöntemini kullanarak bırakın.
4. Stokları süzün ve saklayın.

Porsiyon Başına Besin Değerleri:

Kalori: 24; Karbonhidratlar: 4.2g; Protein: 2.5g; Yağ: 0.7g; Şeker: 1.2g; Sodyum: 620mg

Klasik Dana Eti

Porsiyon: 4

Pişirme Süresi: 45 dakika

İçindekiler:

- 2 kilo dana kemiği
- ½ çay kaşığı kuru fesleğen
- 1 tatlı kaşığı karabiber
- 4 diş sarımsak
- ½ su bardağı kereviz sapı, doğranmış
- 2 yemek kaşığı kırmızı şarap sirkesi
- 1 tatlı kaşığı deniz tuzu

Talimatlar:

1. Tüm malzemeleri hızlı tencereye ekleyin ve üzerini örtecek kadar su dökün.
2. Tencereyi kapakla kapatın ve 35 dakika yüksek ateşte pişirin.
3. 10 dakika boyunca doğal olarak basıncın serbest bırakılmasına izin verin, ardından hızlı serbest bırakma yöntemini kullanarak bırakın.
4. Stokları süzün ve saklayın.

Porsiyon Başına Besin Değerleri:

Kalori: 18; Karbonhidratlar: 1.8g; Protein: 2.3g; Yağ: 0.4g; Şeker: 0.2g; Sodyum: 479mg

Kereviz Kuzu Eti

Porsiyon: 4

Pişirme Süresi: 15 dakika

İçindekiler:

- 2 kilo kuzu kemiği
- 1 tatlı kaşığı kuru kekik
- 2 yemek kaşığı elma sirkesi
- ½ su bardağı kereviz yaprağı
- 2 kereviz sapı, doğranmış
- 2 soğan, dilimlenmiş
- 1 tatlı kaşığı tuz

Talimatlar:

1. Tüm malzemeleri hızlı tencereye ekleyin ve üzerini örtecek kadar su dökün.
2. Tencereyi kapakla kapatın ve 15 dakika yüksek ateşte pişirin.
3. Kapağı açmak yerine hızlı serbest bırakma yöntemini kullanarak basıncı serbest bırakın.
4. Stokları süzün ve saklayın.

Porsiyon Başına Besin Değerleri:

Kalori: 42; Karbonhidratlar: 6g; Protein: 3.4g; Yağ: 0.6g; Şeker: 2.6g; Sodyum: 773mg

Tereyağı Peynir Sosu

Porsiyon: 8

Pişirme Süresi: 8 dakika

İçindekiler:

- 1/3 su bardağı tereyağı
- ¼ çay kaşığı kuru fesleğen
- 1 tatlı kaşığı kırmızı pul biber
- 1 su bardağı sebze suyu
- 2 diş sarımsak, ezilmiş
- ¼ fincan taze maydanoz, doğranmış
- 2 yemek kaşığı parmesan peyniri, rendelenmiş
- 1 su bardağı süzme peynir
- 2 su bardağı krem peynir
- ½ çay kaşığı tuz

Talimatlar:

1. Hazır tencereye tereyağı, fesleğen, kırmızı pul biber ve tuz ekleyin ve tencereyi sote moduna ayarlayın.
2. Tereyağı eridikten sonra sarımsağı ekleyin ve bir dakika soteleyin.
3. Parmesan peyniri, süzme peynir ve krem peyniri ekleyin ve 2 dakika pişirin.
4. Maydanoz ve stok ekleyin. İyice karıştırın. Tencereyi kapaklı kapatın ve manuel modda 6 dakika pişirin.

5. Kapağı açmak yerine hızlı serbest bırakma yöntemini kullanarak basıncı serbest bırakın.
6. Sos tamamen soğuduktan sonra bir kavanozda saklayın.

Porsiyon Başına Besin Değerleri:

Kalori: 308; Karbonhidratlar: 3.2g; Protein: 9.2g; Yağ: 29.3g; Şeker: 0.5g; Sodyum: 617mg

Peynirli Soğan Sosu

Porsiyon: 5

Pişirme Süresi: 35 dakika

İçindekiler:

- 1 soğan, doğranmış
- 2 tatlı kaşığı kuru maydanoz
- 1 tatlı kaşığı soğan tozu
- 2 yemek kaşığı zeytinyağı
- 1 su bardağı sebze suyu
- 2 su bardağı krem peynir

Talimatlar:

1. Tencereye sıvı yağı ekleyin ve tencereyi sote moduna alın.
2. Soğanı ekleyip 10 dakika soteleyin.
3. Kalan malzemeleri ekleyin ve iyice karıştırın.
4. Tencereyi kapaklı kapatın ve manuel modda 15 dakika pişirin.
5. 10 dakika boyunca doğal olarak basıncın serbest bırakılmasına izin verin, ardından hızlı serbest bırakma yöntemini kullanarak bırakın.
6. Tamamen soğumaya bırakın, sonra saklayın.

Porsiyon Başına Besin Değerleri:

Kalori: 385; Karbonhidratlar: 5.3g; Protein: 7.3g; Yağ: 3804g; Şeker: 1.7g; Sodyum: 420mg

Enchilada Sos

Porsiyon: 8

Pişirme Süresi: 20 dakika

İçindekiler:

- 14 oz konserve domates, doğranmış
- ½ su bardağı su
- 1 tatlı kaşığı kırmızı pul biber
- adobo soslu 2 chipotle biberi
- 3 diş sarımsak
- ½ jalapeno biberi, dilimlenmiş
- ½ dolmalık biber, doğranmış
- ½ soğan, doğranmış
- 1 tatlı kaşığı tuz

Talimatlar:

1. Hazır tencereye domates hariç tüm malzemeleri ekleyin ve iyice karıştırın.
2. Üzerine domatesleri ekleyin. Tencereyi kapakla kapatın ve 10 dakika yüksek ateşte pişirin.
3. 10 dakika boyunca doğal olarak basıncın serbest bırakılmasına izin verin, ardından hızlı serbest bırakma yöntemini kullanarak bırakın.
4. Blender kullanarak sosu karıştırın ve saklayın.

Porsiyon Başına Besin Değerleri:

Kalori: 20; Karbonhidratlar: 4.2g; Protein: 0.7g; Yağ: 0.1g; Şeker: 1.9g; Sodyum: 408mg

Köri Domates Sosu

Porsiyon: 8

Pişirme Süresi: 13 dakika

İçindekiler:

- 28 oz konserve domates, ezilmiş
- ½ su bardağı hindistan cevizi sütü olabilir
- ½ çay kaşığı karabiber
- 1 yemek kaşığı taze kekik yaprağı
- ¼ çay kaşığı öğütülmüş tarçın
- ¼ çay kaşığı kırmızı pul biber
- ½ çay kaşığı zerdeçal
- ½ çay kaşığı garam masala
- 1 yemek kaşığı zencefil, kıyılmış
- 3 diş sarımsak
- ½ soğan, doğranmış
- 1 tatlı kaşığı deniz tuzu

Talimatlar:

1. Tüm malzemeleri hızlı tencereye ekleyin ve iyice karıştırın.
2. Tencereyi kapakla kapatın ve 10 dakika yüksek ateşte pişirin.
3. Kapağı açmak yerine hızlı serbest bırakma yöntemini kullanarak basıncı serbest bırakın.
4. Blender kullanarak sosu pürüzsüz olana kadar karıştırın.
5. Sosu kaba aktarın ve saklayın.

Porsiyon Başına Besin Değerleri:

Kalori: 58; Karbonhidratlar: 7.4g; Protein: 1.5g; Yağ: 3.1g; Şeker: 3.7g; Sodyum: 448mg

Mesan Fesleğen Sosu

Porsiyon: 5

Pişirme Süresi: 15 dakika

İçindekiler:

- 1 yemek kaşığı parmesan peyniri
- ¼ çay kaşığı kuru kekik
- ¼ çay kaşığı karabiber
- 1 yemek kaşığı zeytinyağı
- 1 diş sarımsak, ezilmiş
- ½ su bardağı taze fesleğen
- ½ su bardağı beyaz peynir, ufalanmış
- 1 su bardağı krem peynir
- ½ çay kaşığı tuz

Talimatlar:

1. Tüm malzemeleri ısıya dayanıklı kaseye ekleyin ve iyice karıştırın.
2. Tencereye ½ su bardağı su dökün, tencereye bir sacayağı koyun.
3. Kaseyi nihalenin üzerine yerleştirin. Tencereyi kapaklı kapatın ve manuel modda 10 dakika pişirin.
4. Kapağı açmak yerine hızlı serbest bırakma yöntemini kullanarak basıncı serbest bırakın.
5. Kaseyi tencereden çıkarın ve tamamen soğuması için bir kenara koyun.
6. Buzdolabında bir saat bekletin. Soğutulmuş hizmet.

Porsiyon Başına Besin Değerleri:

Kalori: 232; Karbonhidratlar: 2.2g; Protein: 6.1g; Yağ: 22.5g; Şeker: 0.7g; Sodyum: 555mg

Domates Keçi Peyniri Sosu

Porsiyon: 4

Pişirme Süresi: 3 saat

İçindekiler:

- 1 su bardağı keçi peyniri, ufalanmış
- ¼ çay kaşığı pul biber
- 1 tatlı kaşığı kurutulmuş biberiye
- ¼ bardak elma sirkesi
- 3 yemek kaşığı zeytinyağı
- 3 diş sarımsak, ezilmiş
- 1 soğan, doğranmış
- ½ su bardağı mozzarella peyniri, rendelenmiş
- 1 su bardağı domates, doğranmış

Talimatlar:

1. Tüm malzemeleri hızlı tencereye ekleyin ve birleştirmek için iyice karıştırın.
2. Tencereyi kapaklı kapatın ve 3 saat yavaş pişirme modunda pişirin.
3. Kapağı açmak yerine hızlı serbest bırakma yöntemini kullanarak basıncı serbest bırakın.
4. Tamamen soğumaya bırakın ve ardından servis yapın.

Porsiyon Başına Besin Değerleri:

Kalori: 207; Karbonhidratlar: 6.6g; Protein: 6.9g; Yağ: 18.3g; Şeker: 2.4g; Sodyum: 162mg

Marinara Sosu

Porsiyon: 8

Pişirme Süresi: 17 dakika

İçindekiler:

- ¼ su bardağı su
- ¼ çay kaşığı kırmızı pul biber
- ½ çay kaşığı kekik
- ½ çay kaşığı kekik
- 3 yemek kaşığı taze fesleğen
- 1 havuç, soyulmuş ve rendelenmiş
- 1 ¼ kilo domates, ezilmiş
- 3 diş sarımsak, doğranmış
- 1 soğan, doğranmış
- 1 yemek kaşığı zeytinyağı
- Biber
- Tuz

Talimatlar:

1. Tencereye sıvı yağı ekleyin ve tencereyi sote moduna alın.
2. Sarımsak ve soğanı ekleyip 2 dakika soteleyin.
3. Kalan malzemeleri ekleyin ve iyice karıştırın.
4. Tencereyi kapakla kapatın ve 30 dakika yüksek ateşte pişirin.
5. Kapağı açmak yerine hızlı serbest bırakma yöntemini kullanarak basıncı serbest bırakın.
6. Blender kullanarak sosu karıştırın.
7. Tamamen soğumaya bırakın, ardından bir kapta saklayın.

Porsiyon Başına Besin Değerleri:

Kalori: 39; Karbonhidratlar: 5.3g; Protein: 1 gr; Yağ: 1.9g; Şeker: 2.8g; Sodyum: 29mg

Soğan Elma Sosu

Porsiyon: 8

Pişirme Süresi: 55 dakika

İçindekiler:

- 1 soğan, doğranmış
- 2 elma, doğranmış
- ¼ çay kaşığı sıvı stevia
- ¼ fincan taze kişniş, doğranmış
- 1 su bardağı sebze suyu
- 2 yemek kaşığı tereyağı
- ¼ bardak elma sirkesi
- ½ çay kaşığı tuz

Talimatlar:

1. Hazır tencereye tereyağı ekleyin ve tencereyi sote moduna alın.
2. Tencereye soğan ve elma ekleyin ve 10 dakika soteleyin.
3. Stevia, elma sirkesi ve tuzu ekleyin. İyice karıştırın.
4. Et suyu ve kişniş ekleyin. Tencereyi kapaklı kapatın ve manuel modda 35 dakika pişirin.
5. 10 dakika boyunca doğal olarak basıncın serbest bırakılmasına izin verin, ardından hızlı serbest bırakma yöntemini kullanarak bırakın.
6. Blender kullanarak sosu pürüzsüz olana kadar püre haline getirin.

Porsiyon Başına Besin Değerleri:

Kalori: 66; Karbonhidratlar: 9g; Protein: 1 gr; Yağ: 3.2g; Şeker: 6.5g; Sodyum: 265mg

Makarna sosu

Porsiyon: 12

Pişirme Süresi: 33 dakika

İçindekiler:

- 8 su bardağı domates, doğranmış
- 1 tatlı kaşığı şeker
- 1 tatlı kaşığı biber
- 1 ½ yemek kaşığı İtalyan baharatı
- 4 diş sarımsak, kıyılmış
- 1 soğan, doğranmış
- 3 su bardağı su
- 2 yemek kaşığı zeytinyağı
- 1 tatlı kaşığı tuz

Talimatlar:

- Tencereye sıvı yağı ekleyin ve tencereyi sote moduna alın.
- Sarımsak ve soğanı ekleyip 2-3 dakika soteleyin.
- Kalan malzemeleri ekleyin ve iyice karıştırın. Tencereyi kapakla kapatın ve 30 dakika yüksek ateşte pişirin.
- Kapağı açmak yerine hızlı serbest bırakma yöntemini kullanarak basıncı serbest bırakın.
- Bir blender kullanarak sosu püre haline getirin.
- Makarna üzerinde servis yapın ve tadını çıkarın.

Porsiyon Başına Besin Değerleri:

Kalori: 54; Karbonhidratlar: 6.5g; Protein: 1.3g; Yağ: 3.1g; Şeker: 4g; Sodyum: 203mg

Yeşil Acı Sos

Porsiyon: 8

Hazırlama Süresi: 5 dakika

Pişirme Süresi: 02 dakika

İçindekiler

- 16 oz. yeşil biber
- 8 diş sarımsak, soyulmuş ve ezilmiş
- 1 yeşil dolmalık biber, doğranmış
- 1 su bardağı beyaz sirke
- ¼ bardak elma sirkesi
- ½ su bardağı su
- 1 yemek kaşığı deniz tuzu

Talimatlar

1. 1.Tüm malzemeleri hazır tencereye koyun.
2. Kapağı sabitleyin ve basınç serbest bırakma kolunu 'mühürlü' konuma çevirin.
3. 'Manuel' işlevini seçin. Yüksek basınca ayarlayın ve zamanlayıcıyı 2 dakikaya ayarlayın.
4. Bip sesinden sonra buharı 'Hızlı bırakın' ve kapağı çıkarın.
5. Sosu bir karıştırıcıya aktarın ve pürüzsüz bir karışım oluşturmak için iyice karıştırın.

6. Hemen kullanın veya daha sonra kullanmak üzere bir şişede saklayın.

Porsiyon Başına Besin Değerleri:

Kalori: 34

Karbonhidrat: 6.2g

Protein: 0.3g

Yağ: 0.1g

Şeker: 2.8g

Sodyum: 932mg

Mantar sosu

Porsiyon: 3

Hazırlama Süresi: 5 dakika

Pişirme Süresi: 08 dakika

İçindekiler

- 1 yemek kaşığı tereyağı
- 2½ su bardağı portabella mantarı, dilimlenmiş
- 1 dal taze kekik
- 1 diş sarımsak, ezilmiş
- ½ fincan krema
- ½ su bardağı süt
- 3 çay kaşığı mısır nişastası
- 1 yemek kaşığı limon suyu
- Tatmak için biber ve tuz
- ½ su bardağı su
- 1 yemek kaşığı kıyılmış maydanoz

Talimatlar

1. Hazır tencerede 'sote' fonksiyonunu seçin ve tereyağını ısıtın.
2. Isıtılmış tereyağına sarımsak, mantar ve kekik ekleyin. 5 dakika karıştırarak kızartın.
3. Mantarlara tuz, karabiber, krema ve suyu ekleyin.

4. Kapağı sabitleyin ve basınç serbest bırakma kolunu 'mühürlü' konuma çevirin.
5. 'Manuel' işlevini seçin, yüksek basınca ayarlayın ve zamanlayıcıyı 3 dakikaya ayarlayın.
6. Bip sesinden sonra buharı 'hızlı bırakın' ve kapağı çıkarın.
7. Mısır nişastasını yarım bardak sütle karıştırarak bir bulamaç hazırlayın. Bu bulamacı mantar sosuna ekleyin.
8. Maydanoz ve limon suyunu karıştırdıktan sonra servis yapın.

Porsiyon Başına Besin Değerleri:

Kalori: 69

Karbonhidrat: 5.3g

Protein: 1.8g

Yağ: 4.9g

Şeker: 2g

Sodyum: 27mg

Sarımsaklı sos

Porsiyon: 2

Hazırlama Süresi: 5 dakika

Pişirme Süresi: 03 dakika

İçindekiler

- 1 su bardağı su, (aşağıdaki Talimatlarda açıklandığı gibi bölünmüştür)
- 4 yemek kaşığı doğranmış sarımsak
- 2 çay kaşığı sarımsak tozu
- 4 su bardağı ağır krema
- 2 yemek kaşığı doğranmış taze maydanoz
- Tatmak için biber ve tuz
- 4 yemek kaşığı mısır nişastası

Talimatlar

1. Suyun yarısını, sarımsağı, sarımsak tozu, kremayı, tuzu ve karabiberi hazır tencereye koyun.
2. Kapağı sabitleyin ve basınç serbest bırakma kolunu 'mühürlü' konuma çevirin.
3. 'Manuel' işlevini seçin, yüksek basınca ayarlayın ve zamanlayıcıyı 3 dakikaya ayarlayın.
4. Bip sesinden sonra buharı 'hızlı bırakın' ve kapağı çıkarın.

5. Mısır nişastasını kalan suyla karıştırın. Bu bulamacı sarımsak sosuna ekleyin.
6. Maydanozu ilave edip servis yapın.

Porsiyon Başına Besin Değerleri:

Kalori: 231

Karbonhidrat: 7.3g

Protein: 1.7g

Yağ: 22.2g

Şeker: 0.3g

Sodyum: 25mg

Özel Barbekü Sosu

Servis: 5

Hazırlama Süresi: 10 dakika

Pişirme Süresi: 05 dakika

İçindekiler

- 8 oz Heinz ketçap
- 1 su bardağı su
- 2½ yemek kaşığı esmer şeker
- 2½ yemek kaşığı beyaz şeker
- ¼ yemek kaşığı karabiber, taze çekilmiş
- ¼ yemek kaşığı soğan tozu
- ¼ yemek kaşığı kuru hardal tozu
- ½ oz limon suyu
- ½ oz Worcestershire sosu
- 2 oz elma sirkesi
- ½ oz hafif mısır şurubu
- ½ yemek kaşığı pislik ovmak

Talimatlar

1. Tüm malzemeleri hazır tencereye koyun.
2. Kapağı sabitleyin ve basınç serbest bırakma kolunu 'mühürlü' konuma çevirin.
3. 'Manuel' işlevini seçin, yüksek basınca ayarlayın ve süreyi 5 dakikaya ayarlayın.
4. Bip sesinden sonra, buharı 10 dakika "doğal olarak bırakın" ve kapağı çıkarın.
5. Hemen kullanın veya daha sonra kullanmak üzere bir şişede saklayın.

Porsiyon Başına Besin Değerleri:

Kalori: 85

Karbonhidrat: 21.1g

Protein: 0.5g

Yağ: 0.2g

Şeker: 18.6g

Sodyum: 475mg

Karpuz Barbekü Sosu

Porsiyon: 8

Hazırlama Süresi: 15 dakika

Pişirme Süresi: 20 dakika

İçindekiler

- 2 su bardağı karpuz posası
- 2 su bardağı koyu mısır şurubu
- ½ su bardağı karpuz suyu
- ½ fincan Heinz ketçap
- ½ su bardağı distile sirke
- ½ çay kaşığı ezilmiş kırmızı biber gevreği
- 1 çay kaşığı sıvı duman
- ½ çay kaşığı taze çekilmiş karabiber

Talimatlar

1. Karpuzun küp şeklinde doğranmış kırmızı kısmını mutfak robotuna alın ve karıştırın.
2. Karpuz hamurunu suyundan süzün. Daha sonra kullanmak üzere bir kenara koyun.
3. 1 su bardağı karpuz posası dahil tüm malzemeleri hazır tencereye koyun.
4. Kapağı sabitleyin ve basınç serbest bırakma kolunu 'mühürlü' konuma çevirin.

5. 'Manuel' işlevini seçin, yüksek basınca ayarlayın ve zamanlayıcıyı 20 dakikaya ayarlayın.
6. Bip sesinden sonra, buharı 10 dakika "doğal olarak bırakın" ve kapağı çıkarın.
7. 5 dakika kaynamaya bırakın.
8. Hemen kullanın veya daha sonra kullanmak üzere bir kavanozda saklayın.

Porsiyon Başına Besin Değerleri:

Kalori: 244

Karbonhidrat: 64.9g

Protein: 0.3g

Yağ: 0.1g

Şeker: 25.6g

Sodyum: 170mg

Bolonez Pastırma Sosu

Porsiyon: 6

Hazırlama Süresi: 5 dakika

Pişirme Süresi: 45 dakika

İçindekiler

- ½ büyük soğan, ince doğranmış
- 1 havuç, ince doğranmış
- 1½ kereviz sapı, ince doğranmış
- 1½ diş sarımsak, kıyılmış veya preslenmiş
- ½ yemek kaşığı zeytinyağı
- ½ (6 oz. konserve salçası
- 1 kilo dana kıyma
- ½ su bardağı pastırma, doğranmış
- ½ yemek kaşığı tuz
- ½ çay kaşığı kara biber
- ¾ çay kaşığı kuru kekik
- 1 çay kaşığı kuru kekik
- 1 (28 oz. ezilmiş domates olabilir)
- 1 su bardağı tam yağlı süt
- 1 bardak kuru kırmızı şarap
- Servis için makarna

Talimatlar

1. Yağı hazır tencereye dökün ve 'sote' işlevini seçin.
2. Tüm sebzeleri yağa ekleyin ve 10 dakika karıştırarak kızartın.
3. Domates salçası ve tüm baharatları karıştırın. Sosu karıştırmak için daldırmalı bir blender kullanın.
4. Şimdi kalan tüm malzemeleri hazır tencereye koyun.
5. Kapağı sabitleyin ve basınç serbest bırakma kolunu 'mühürlü' konuma çevirin.
6. 'Et güveç' işlevini seçin ve zamanlayıcıyı 35 dakikaya ayarlayın.
7. Bip sesinden sonra buharı 'hızlı bırakın' ve kapağı çıkarın.
8. İyice karıştırın ve makarna ile servis yapın.

Porsiyon Başına Besin Değerleri:

Kalori: 322

Karbonhidrat: 25.8g

Protein: 29.7g

Yağ: 7.9g

Şeker: 16.3g

Sodyum: 978mg

Kaju Sosu

Porsiyon: 4

Hazırlama Süresi: 10 dakika

Pişirme Süresi: 05 dakika

İçindekiler

- 1 su bardağı su
- ¼ beyaz soğan, soyulmuş ve dörde bölünmüş
- 1 diş sarımsak, soyulmuş
- ½ su bardağı havuç, soyulmuş ve dilimlenmiş
- ¾ fincan Yukon Gold patates, soyulmuş ve doğranmış
- ¼ su bardağı çiğ kaju
- ¼ su bardağı besin mayası
- 1 yemek kaşığı yumuşak beyaz miso
- ½ çay kaşığı füme veya tatlı kırmızı biber
- 1 yemek kaşığı limon suyu
- 1 yemek kaşığı elma sirkesi
- 1 çay kaşığı deniz tuzu

Talimatlar

1. Tüm malzemeleri hızlı tencereye ekleyin.
2. Kapağı sabitleyin ve basınç serbest bırakma kolunu 'mühürlü' konuma çevirin.
3. 'Manuel' işlevini seçin, yüksek basınca ayarlayın ve zamanlayıcıyı 5 dakikaya ayarlayın.

4. Bip sesinden sonra buharı 'Hızlı bırakın' ve kapağı çıkarın.
5. Sosu bir karıştırıcıya aktarın ve pürüzsüz bir karışım oluşturmak için iyice karıştırın.
6. Hemen kullanın veya daha sonra kullanmak üzere bir şişede saklayın.

Porsiyon Başına Besin Değerleri:

Kalori: 103

Karbonhidrat: 13.4g

Protein: 5.5g

Yağ: 3.7g

Şeker: 1.4g

Sodyum: 501mg

çilek sosu

Servis: 5

Hazırlama Süresi: 02 dakika

Pişirme Süresi: 08 dakika

İçindekiler

- 8 oz. taze çilekler
- 2 yemek kaşığı çiğ bal
- ½ su bardağı saf sıkılmış portakal suyu
- ½ çay kaşığı tarçın veya 2 çubuk tarçın
- 1 yemek kaşığı stevya

Talimatlar

1. Tüm malzemeleri hazır tencereye koyun.
2. Kapağı sabitleyin ve basınç serbest bırakma kolunu 'mühürlü' konuma çevirin.
3. 'Manuel' işlevini seçin, yüksek basınca ayarlayın ve zamanlayıcıyı 8 dakikaya ayarlayın.
4. Bip sesinden sonra buharı 'Hızlı bırakın' ve kapağı çıkarın.
5. Sosu püre haline getirmek için daldırmalı bir blender kullanın.
6. Soğuyunca servis yapın veya daha sonra kullanmak üzere bir şişede saklayın.

Porsiyon Başına Besin Değerleri:

Kalori: 63

Karbonhidrat: 15.6g

Protein: 0.5g

Yağ: 0.1g

Şeker: 13.9g

Sodyum: 4mg

CPSIA information can be obtained
at www.ICGtesting.com
Printed in the USA
LVHW052323110322
713252LV00008B/1038

9 781804 502426